MEDICINA ORTOMOLECULAR

Adolfo Pérez Agustí

© Ediciones Masters
   Adolfo Pérez Agustí
Fernán Caballero, 4-1º dcha.
28019 MADRID

http://www.edicionesmasters.com
edicionesmasters@gmail.com

Diseño portada y maquetación: Roberto-Carlos Pérez Rodríguez

Desde que en 1928 *Albert Szent Gvordyi*, profesor de Química de la Universidad de Budapest, aisló la vitamina C del pimiento verde, y por cuyo descubrimiento (hubo otros), le dieron el premio Nobel de Medicina y Fisiología en 1937, hasta hoy, la importancia de los nutrientes esenciales en la salud humana ha cobrado creciente interés. Pero también hubo otros investigadores que aislaron lo que posteriormente se denominó como vitaminas, entre ellos *Casimiro Funk*, quien aseguró a principios del siglo XX que si faltaban en la dieta ciertas sustancias se producían determinadas alteraciones. Estudió el beriberi, una enfermedad hasta entonces incurable y que afectaba al sistema nervioso, y encontró un producto que adicionado a la dieta en cantidades pequeñísimas, evitaba la aparición de la enfermedad. El término vitaminas, pues, se lo debemos a él, aunque se equivocó al englobar a todas en este grupo, quizá porque creyó que en cada una de ellas había siempre un radical amina, deduciendo que estos elementos eran esenciales para la vida. Más tarde se comprobó que pocos de estos compuestos eran aminas, pero se siguió utilizando el nombre porque ya su difusión era universal. Hoy en día, hasta los médicos se refieren a las vitaminas como aquellos elementos presentes en los alimentos que deben ser ingeridos regularmente para conservar la salud, y en ocasiones, la vida.

Pero ¿qué ha ocurrido para que estos nutrientes básicos hayan sido apartados de las recetas médicas habituales? ¿Cómo han podido pasar de ser uno de los pilares de la salud, a ser los grandes ignorados por los médicos? Paradójicamente, y aunque casi han desaparecido de las estanterías de las farmacias y apenas si existen recetas otorgadas por los médicos, "las vitaminas" están ahora más alcance del público que nunca; hasta los supermercados las ofrecen en atractivos envases y a precios económicos. La razón para esta aparente incongruencia médica es sencilla: si no sirven para casi nada ¿para qué recetarlas? Y si son inocuas, deberán estar junto a los alimentos de uso cotidiano.

Por ello, a finales de la década de los 70 apenas si había alguien que diera importancia a estos nutrientes esenciales, y mucho menos a otros similares como los oligoelementos, las enzimas, los aminoácidos o los antioxidantes, sustancias todas condenadas al olvido en favor de los poderosos fármacos con los cuales aseguran poder curar cualquier enfermedad. Afortunadamente la medicina natural ha aprovechado este desinterés "científico", y nuevos investigadores no ligados a intereses de los laboratorios especializados en la química, están sacando conclusiones esperanzadoras para el tratamiento de numerosas enfermedades mediante lo que se denomina como Medicina Ortomolecular.

Capítulo 1

MEDICINA ORTOMOLECULAR

La medicina ortomolecular, o más exactamente nutrición ortomolecular o nutrición óptima, es un término que se desglosa como *orto* (correcto) y *molecular* (molécula o nutriente básico), definida por Linus Pauling en 1968, cuando escribió un libro sobre nutrición titulado "Vitamina C y catarro común".

La palabra Ortomolecular nos lleva a un diferente modo de curar no solamente mediante una alimentación saludable, sino a través de sus nutrientes, estos últimos los verdaderos responsables de un entorno celular adecuado y equilibrado en cada individuo. La alimentación habitual, por tanto, no podrá garantizar la salud si el conjunto de nutrientes no son los adecuados y en cantidad suficiente. Teniendo en cuenta que un organismo humano puede estar constituido por aproximadamente 100 billones de células, nos daremos cuenta de lo importante que resulta que dispongan de los nutrientes adecuados.

Aunque el descubrimiento de las vitaminas, minerales y otros micronutrientes data de principios del siglo XX, no fue hasta mediados de los 50 en que se consideró que podían ser empleados para curar enfermedades no carenciales, inicialmente las mentales. Podríamos considerar que había nacido la psiquiatría ortomolecular, aunque este término nunca se consolidó, permaneciendo solamente lo que ahora conocemos como nutrición molecular.

JUSTIFICACIÓN PARA LA TERAPIA ORTOMOLECULAR

A finales del siglo XX, la terapia con megavitaminas se integró plenamente en la doctrina naturista. Sin embargo, y simultáneamente, los servicios sociales de asistencia sanitaria dependientes del Estado eliminaron la posibilidad de que las vitaminas y otros nutrientes básicos se pudieran conseguir mediante receta oficial. El enfermo, desde ese momento, debería pagarla íntegramente. Era una manera de impedir su uso masivo y desprestigiar a los investigadores anteriores. El resultado es que los pacientes y público sano las compran ahora sin receta hasta en los supermercados.

La efectividad de varias terapias con megavitaminas sigue siendo objeto de controversias, pero como suele ocurrir los mayores detractores están siempre en quienes no saben manejarlas por ignorancia. Es una manera fácil de no utilizar lo que desconocen. Cuando todos sus argumentos fallan, siempre les queda el recurso de decir que "no está comprobado científicamente"... por ellos, naturalmente. Por ejemplo, los críticos señalan que no disponen de ninguna evidencia que ingiriendo una vez al día de 1 a 3 gramos de vitamina C se eviten los resfriados invernales. Tampoco existe ninguna evidencia que demuestre que la población vacunada esté realmente protegida contra la gripe, pero aún así la siguen recetando.

Sin embargo, algunas vitaminas han conseguido ahora cierto prestigio entre la clase médica, en los mismos que hace poco las despreciaban. Por ejemplo, el uso habitual del ácido fólico en las mujeres embarazadas ya es universal, lo mismo que el tímido retorno a la aplicación de la vitamina D para los casos de osteoporosis. Es curioso que inmediatamente nos llegue a la mente la persecución que antes hubo hacia el uso de esta vitamina, a quienes ellos mismos acusaban de ocasionar no pocas enfermedades.

También nos asombra la aplicación sistemática de la vitamina K en los recién nacidos, alegando que todos presentan un déficit de coagulación que se puede corregir con esta vitamina. La naturaleza, según estos científicos, se equivocó y ellos pueden corregir este error simplemente con esta dichosa vitamina que se vende con el nombre de metilnaftoquinona, una forma sintética de la vitamina K3. Pero lo que en su estado natural es bueno (está presente en las hojas más verdes de los vegetales, lo mismo que el ácido fólico), cuando se utiliza sintéticamente puede causar toxicidad, y en dosis grandes anemia hemolítica. La anemia hemolítica ocurre cuando las células rojas de la sangre se mueren más rápidamente que las que se reproducen. Además, la vitamina K3 acelera las lesiones hepáticas, produce ictericia (la mayoría de los recién nacidos presentan una ictericia "fisiológica", según los médicos), sordera, y en ocasiones problemas neurológicos severos, incluso retraso mental, no atribuible, por supuesto, a la vitamina K sintética administrada al nacer. Paradójicamente, no hay ni un solo dato oficial que nos hable de estos efectos secundarios. Afortunadamente, ahora hay varios países que no la administran de forma cautelar, hasta que se compruebe o no su toxicidad. ¿Cómo debemos juzgar ahora a todos los defensores de su aplicación sistemática?

Otra vitamina anteriormente prestigiada y ahora repudiada es la vitamina A, a la cual tachan ya de ineficaz y potencialmente tóxica. Pasó de ser recomendada para problemas de piel y pelo, así como en el cáncer de pulmón, a asegurarse que produce hasta metástasis cancerosa. El público es fácil de manipular y mucho más de confundir, ya que basta con emplear el término "científico" para hacerle creer que aquello que se dice es poco menos que verdad incuestionable sin posibilidad de error.

Intentando confundir más a los consumidores y puesto que la palabra ortomolecular parecía muy correcta, divulgaron la de megavitaminas, lo que dejaba muy claro que estaban hablando de aplicar vitaminas a dosis altas o en sobredosis, que quedaba más unido a las drogas.   Así comenzó una disputa científica entre detractores y defensores del uso de la terapia ortomolecular, que aún hoy no ha finalizado. Frente a quienes aseguran que NUNCA nadie se ha muerto por una dosis de megavitaminas (todo lo contrario que con el resto de los fármacos), están aquellos que dicen que las sobredosis son siempre malas.

Existen datos (que sean fiables o no, es otro asunto) que nos hablan de los efectos perjudiciales de dosis altas de las vitaminas A, C, D, y piridoxina (Vitamina B6), pero no encontramos una casuística que nos demuestre esto, pues solamente se nombran apenas dos o tres pacientes, de los cuales desconocemos su patología y circunstancias personales. Es como asegurar que las infusiones de Poleo-menta son perjudiciales porque a una persona le dio un vómito intenso al beberla.

CRITERIOS SOBRE ENFERMEDAD

La enfermedad puede ocasionarse básicamente por dos causas: una externa, sea por microorganismos patógenos o tóxicos (ambientales o industriales, mayormente), o como resultado de un desequilibrio interno alterado. En el primer caso, necesitaremos reforzar las defensas naturales del cuerpo, su permanencia y la capacidad para anular al invasor, introduciendo elementos químicos cuando el invasor supera la resistencia del invadido; mientras que en el segundo caso debemos restablecer el equilibrio sin generar a su vez otro desequilibrio nuevo causado por la medicación. Y es en esa circunstancia cuando la medicina ortomolecular tiene su mejor opción. Puesto que no vamos a emplear sustancias inorgánicas, cuyas consecuencias siempre serán imprevisibles, sino solamente elementos orgánicos que el cuerpo reconocerá, las posibilidades de generar efectos secundarios adversos es muy pequeña. Así que, con una dieta saludable, un poco de ejercicio físico y los adecuados complementos de vitaminas, minerales, oligoelementos, aminoácidos, antioxidantes y ácidos grasos esenciales, la mayoría de las enfermedades podrían resolverse. De ser cierta esta conclusión, y esperamos que lo sea, poco trabajo tendrían que tener la mayoría de los médicos, ya que bastará una visita a una tienda de dietética o herbolario para gozar de una buena salud.

Es admitido que casi todo en nuestro organismo es pura química y hasta los sentimientos dicen que dependen de ello, por lo que si las enfermedades se generan por alteraciones de nuestra química orgánica, restableciendo este equilibrio la enfermedad debería quedar resuelta. No hay analítica sanguínea o de vías urinarias que no muestre cambios o alteraciones cuando la persona está enferma. También encontramos con frecuencia cambios químicos en los jugos gástricos, en la transmisión nerviosa, en la pared de los vasos sanguíneos y hasta en las propias neuronas. Pero mientras la cirugía intenta solucionar muchas enfermedades con el bisturí, cortando lo insano y cosiendo de nuevo lo sano, la medicina ortomolecular busca restablecer la salud mediante el aporte masivo y continuado de elementos que siempre están presentes en el cuerpo humano. Por eso los médicos expertos en tratamientos ortomoleculares confían en las pruebas de laboratorio, más que en las radiografías o la cirugía exploratoria. Mediante sofisticados análisis de laboratorio detectan la cantidad de aminoácidos, ácidos orgánicos, vitaminas y minerales, el estado de la mucosa intestinal, las hormonas, el sistema inmunológico y cualquier elemento o sistema que contribuya a la absorción y empleo de los nutrientes. Una vez que saben la cantidad presente, prescriben la dosis necesaria en cada caso, casi siempre por encima del umbral de lo que un individuo sano necesita diariamente (RDA, en inglés). Por supuesto, para reforzar los efectos beneficiosos, el paciente deberá cambiar radicalmente su dieta habitual, pues no todo pueda estar en manos de los suplementos dietéticos.

Desde que se generalizó este tipo de terapia, al menos un 3% de los pacientes norteamericanos emplean preparados de mega-nutrientes para curar a sus pacientes, sea de forma única o con el soporte de otros tratamientos farmacológicos más agresivos. Además, y puesto que la venta de los complementos dietéticos es libre en los Estados Unidos, las cifras nos hablan que casi un 60% de la población toma habitualmente esos complementos que puede adquirir incluso en los supermercados. Nada que ver con la proteccionista Europa, en donde los departamentos de sanidad se han convertido en nuestros tutores obligados de salud, diciéndonos lo que podemos hacer y prohibiéndonos sin más lo que según ellos no es correcto. Son como un padre autoritario con sus hijos; sólo que ni ellos son nuestros padres ni nosotros somos menores de edad, mucho menos estúpidos. Por si fuera poco, los estadounidenses ni siquiera se molestan en consultar a su médico sobre la conveniencia de tomar estas vitaminas, y solamente un modesto 20% lo suele hacer de forma habitual.

Ahora, la Medicina Ortomolecular tiene entre sus defensores y propagandistas a muchos doctores convencionales entrenados en estas terapias, pero aún así no se atreven a emplearlas masi-vamente por miedo a la crítica de sus homólogos. Quizá el pro-blema es que en las universidades apenas si se menciona esta nueva forma de curar, y cuando se hace siempre es despreciati-vamente, tal y como ocurre con el resto de las terapias alternati-vas. Si no hay conocimiento poco se puede saber. Así que si usted habla con un estudiante de medicina le dirá que las vitaminas se deben utilizar cuando hay carencias, pero que con una alimentación equilibrada es suficiente. El término ortomolecular indudablemente no lo conocen.

ALGUNAS EXPERIENCIAS

A lo largo de la historia la importancia de la dieta en la salud ha ganado interés, siendo Hipócrates, hace ya 2.500 años, quien redactó el primer formulario de alimentación saludable. Anteriormente, los archivos encontrados hace 5.000 años pertenecientes al Antiguo Egipto, muestran también comidas para casos especiales. Sin embargo, los primeros estudios serios dedicados a la importancia de la alimentación ocurrieron en el siglo XVIII de la mano del físico francés René de Reaumur, quien elaboró una investigación especial sobre química digestiva. Después en ese mismo siglo, el trabajo de Reaumur se complementó con el de Antoine Laurent Lavoisier, aunque tuvo la desgracia de acabar siendo guillotinado a causa de atreverse a asegurar que el cuerpo metaboliza la comida para conseguir energía.

Mejor destino tuvo James Lind, la primera persona que mostró un eslabón directo entre la enfermedad y la carencia de determinados nutrientes. Este médico de la armada británica descubrió que los marineros de alta mar que carecían en su dieta de frutas cítricas desarrollaban encías sangrantes, tensión muscular, cansancio extremo y dificultad para cicatrizar las heridas, síntomas englobados bajo el nombre de escorbuto. En 1757, en uno de los primeros experimentos médicos controlados, Lind demostró que cuando se proporcionaban a los marineros limones, coles y naranjas, el escorbuto podía prevenirse. Como resultado de sus investigaciones, el legendario capitán James Cook hizo obligatorio que cada marinero inglés se proviniera de raciones de limones y coles en los viajes alrededor del mundo. Hoy sabemos que el escorbuto es debido a la deficiencia de vitamina C.

En el siglo XX, allá por los años treinta, algunas evidencias científicas y clínicas sugirieron que podría haber usos beneficiosos en el uso de las vitaminas C, E y Niacina (B-3) en dosis grandes, independientemente de si existían o no carencias. El investigador Shutes de Canadá desarrolló una megadosis de vitamina E para tratar ciertos problemas cardiovasculares y circulatorios, nombrándolo como "protocolo de Shute". Otros experimentos similares de esa época fueron los que realizó Fred R. Klenner con dosis altas de vitamina C mediante inyección intravenosa en los años 1940s. Por su parte, William Kaufman publicó dos libros en los años cuarenta que detallaba el tratamiento de la artritis mediante dosis elevadas de niacinamida, un derivado de la niacina. En 1954, los profesores R. Altschul y Abram Hoffer, usaron dosis grandes de niacina para tratar la hipercolesterolemia (colesterol alto). Esos experimentos demostraron que en dosis elevadas la niacina era más eficaz que los tratamientos convencionales y lograban disminuir sensiblemente los casos de fallecimientos por enfermedades coronarias dependientes de los altos niveles de colesterol.

En 1956 Roger J. Williams publicó diversos estudios sobre el uso individualizado de las megavitaminas y otros nutrientes. En los años sesenta, el bioquímico Irwin Stone, autor de "El Factor Curativo", observó que la vitamina C empleada a dosis altas evitaba el deterioro evolutivo de los ancianos a causa de la incapacidad para metabolizar esa vitamina. Las terapias con megavitaminas también fueron defendidas públicamente por Linus Pauling a finales de 1960s.

Se han publicado varios protocolos sobre el uso ortomolecular de las vitaminas, consiguiéndose al menos el reconocimiento médico para la aplicación de la niacina en la hipercolesterolemia, tal y como confirmó la Clínica Mayo. El éxito de varios libros en los años ochenta consiguió aumentar el interés del público hacia estos tratamientos, algo similar a lo ocurrido en los años 60 con la vitamina C, cuando se recomendó para tratar las enfermedades por frío.

Los expertos en nutrición ortomolecular más reconocidos son:

Cornelius Moerman (1893-1988)

La mejor palabra para describir al médico holandés Cornelius Moerman, sería "firme," pues sabemos que resistió la fuerte oposición de sus colegas durante toda su vida profesional. Incluso hoy en los Países Bajos, su nombre permanece como un símbolo, para siempre conectado a la terapia nutritiva, sobre todo del cáncer. Antes de la Segunda Guerra Mundial, el Dr. Moerman publicó su criterio de que el cáncer no es una enfermedad local, y que el tumor es la fase del fin del deterioro total del cuerpo. Fortaleciendo el sistema inmunológico, dijo, se provocaría una buena respuesta del cuerpo y la nutrición juega el papel central.

Moerman, aficionado a los pájaros, observó que las palomas saludables no desarrollaban cáncer, pero sí lo padecían las débiles y malnutridas. Defendió, basándose en sus propios experimentos con palomas, que el cáncer era una descomposición del metabolismo, una deficiencia conjunta de yodo, ácido cítrico, vitamina B, hierro, azufre, y vitaminas A, D, E y C. Una dieta estrictamente apropiada, complementada con estas substancias, era toda la terapia de Moerman.

Sus principios para el tratamiento de cáncer eran, en aquel momento, revolucionarios. En septiembre de 1976, Moerman fue invitado por Linus Pauling a la conferencia de la Asociación Internacional de Especialistas del Cáncer. Como invitado de honor, Moerman recibió un premio por su valioso trabajo con los pacientes de cáncer y por su acercamiento eficaz y original en el tratamiento del cáncer.

El trabajo de Cornelius Moerman se mantiene hoy vigente gracias a "Moerman vereniging," una asociación holandesa de pacientes que defienden la terapia nutritiva contra el cáncer.

Wilfrid Shute (1907-1982)
Evan Shute (1905-1978)

En 1933 los doctores Wilfred y Evan Shute fueron unos de los primeros doctores en usar dosis grandes de vitamina E para tratar enfermedades cardíacas. En ese momento, los antioxidantes y los radicales libres eran todavía conceptos bastante oscuros en la química oxidativa, no existiendo ninguna recomendación para su aplicación en problemas de salud. También en ese momento, el uso de las vitaminas para tratar enfermedades graves, como las cardíacas o la diabetes, era considerado por los médicos como inútil, y en muchas ocasiones un fraude. Sin embargo, gracias a los doctores Shute, que estaban más interesados en ayudar a sus pacientes que en su popularidad, y con la ayuda de otros médicos investigadores, realizaron estudios científicos sobre la aplicación de ciertos nutrientes. Los resultados hablarían por ellos.

Durante décadas, la vitamina E permaneció como una posible cura en busca de una enfermedad. Se sabía su presencia en el organismo humano y animal, algunas de las enfermedades ocasionadas por su carencia, pero apenas nada sobre otras aplicaciones. En 1985, Linus Pauling escribió: "El fracaso de la medicina durante los últimos cuarenta años para reconocer el valor de la vitamina E en el control de las enfermedades cardíacas, es el responsable de una tremenda cantidad de sufrimiento innecesario y muchas muertes prematuras. La irritante y pertinaz insistencia para desprestigiar mis descubrimientos sobre la vitamina E, ilustra el prejuicio chocante de la medicina organizada contra las medidas nutritivas para mejorar la salud".

Con el tiempo, un grupo cada vez más numeroso de investigadores han indicado que la vitamina E puede proteger a las personas contra las enfermedades cardíacas. Los datos generalmente indican que se deberían tomar entre 100 a 800 IU por día, lo cual reduciría el riesgo de muerte en un 30%-40%. Hace un siglo, los hermanos Shute y sus colegas mostraron que, con dosis muy superiores no se lograban mejores resultados.

El interés creciente de hoy sobre el papel del d-alfa tocoferol para prevenir o invertir la las enfermedades cardiovasculares es principalmente debida a los hermanos Shute.

"Nosotros no hicimos a la vitamina E tan versátil. Dios lo hizo. Ignorar su misericordia en un peligro." —Dr. Evan Shute

Christiaan Eijkman (1858-1930)

Este médico holandés alcanzó fama por su investigación sobre nutrición al descubrir en 1893 que una dieta basada en el arroz descascarillado ocasionaba el beriberi, tal y como descubrió en los pájaros.

En 1897, Christiaan Eijkman demostró que no era el arroz el causante, sino algo que se le quitaba a los granos para hacerlos más suaves al paladar. Este elemento era esencial para el funcionamiento apropiado del sistema nervioso y el metabolismo de los hidratos de carbono. Había descubierto una de las vitaminas B. En 1929, su investigación le permitió compartir el Premio Nobel con el bioquímico británico Frederick Gowland Hopkins.

Max Gerson (1881-1959)

A finales de los años 20, Max Gerson, observó que el cáncer podría curarse mediante una nutrición adecuada, buscando así una desintoxicación sistémica. El Dr. Gerson encontró que los problemas subyacentes de todos los pacientes con cáncer eran cierta toxicidad y deficiencias nutricionales. Uno de los rasgos importantes de su terapia era la administración cada hora de jugos de verdura frescos. Éstos proporcionan amplios nutrientes, así como los fluidos necesarios para ayudar a vaciar los riñones. Cuando niveles altos de nutrientes entraban de nuevo a los tejidos, se forzaba la expulsión de las toxinas que llevaban años permaneciendo en sangre. Estas toxinas se filtraban hacia el hígado, el cual quedaba fácilmente sobrecargado por la acumulación de elementos que apenas si conseguía eliminar. Pronto encontró que se podía proporcionar alguna ayuda al hígado mediante la cafeína, la cual se administraba mediante la vena hemorroidal y porta. La cafeína estimulaba la apertura de los conductos biliares, soltando los venenos en el tracto intestinal para su excreción.

La terapia de Gerson no es específicamente un tratamiento contra el cáncer sino un tratamiento metabólico, algo que limpia mientras se fortalece la habilidad del cuerpo para sanarse. Sorprendentemente, el programa es igualmente eficaz contra una gran variedad de enfermedades serias.

No hay mejor halago que el comentario de Albert Schweitzer, Premio Nobel de medicina, cuando afirmó que el Dr. Max Gerson era uno de los genios más eminentes en la historia médica.

William McCormick (1880-1968)

Este médico de Toronto abrió camino a la relación entre la pobreza del colágeno y la deficiencia de vitamina C, la causa principal de muchas enfermedades cardiovasculares y el cáncer.

Esta teoría daría lugar a que tanto Linus Pauling como Ewan Cameron emplearan grandes dosis de vitamina C en la lucha contra el cáncer.

Durante veinte años Pauling y McCormick habían estudiado las causas nutritivas de las enfermedades cardiacas, descubriendo que en cuatro de cada cinco casos había una deficiencia de vitamina C. McCormick también atribuyó la relación entre la deficiencia de esta vitamina y las enfermedades infecciosas. Estas investigaciones le llevaron a alertar de que cada cigarrillo fumado neutraliza en el cuerpo aproximadamente 25 mg de vitamina C.

Albert von Szent-Györgyi (1893-1986)

Albert Szent Györgyi nació en Hungría y pasó la Primera Guerra Mundial en el ejército austriaco. Después de la guerra, estudió con Groningen y Hopkins en Cambridge. Allí se interesó por un agente químico, presente en jugos de plantas, que tenían el efecto de retardar la oxidación de las manzanas expuestas al aire. Este elemento también estaba presente en las berzas y naranjas. En 1933 había aislado la sustancia a la que denominó como "ácido ascórbico" que significa "el ácido que previene el escorbuto."

Ganó en 1937 el Premio Nobel por este descubrimiento, siendo el primero que lo utilizó para combatir el cáncer. Cuando Szent-Györgyi estaba en su lecho de muerte, a los 93 años, Linus Pauling voló desde California a la casa de Szent-Györgyi para decirle adiós. Sosteniendo su mano, Linus le dijo: "Siempre pensé que algún día nosotros dos trabajaríamos juntos." Szent-Györgyi le dijo: "Bien, si no en esta vida, quizá en la próxima." El propio Pauling murió unos años después, también a los 93 años.

Roger J. Williams (1893-1988)

Este pionero en el concepto de nutrición ortomolecular, profesor de Química, fue el descubridor del ácido pantoténico (vitamina B5), y fundador y director de la Fundación Clayton. También desarrolló el concepto de enfermedad Genotrópica (transmitida por los genes).

Referente a la nutrición, Williams, dijo que los microelementos nutritivos son esenciales para la salud y su deficiencia constituye la causa de la mayoría de las enfermedades.

Capítulo 2

VITAMINAS

Aunque se las incluye en un solo grupo atendiendo a su función, lo cierto es que constituyen un grupo heterogéneo de compuestos químicos, cada uno con características muy definidas. A pesar de que están presentes en los alimentos se diferencian sensiblemente de los bioelementos y de otros elementos orgánicos, igualmente imprescindibles para la salud, tanto en su utilidad como en la cantidad necesaria.

Tienen también propiedades diferenciales con otros nutrientes y algunas de ellas pueden incluso ser sintetizadas por el propio organismo, existir carencias aunque la ingesta sea correcta y hasta contar con antagonistas que impidan su acción.

A medida en que pasan los años de estudio sobre las vitaminas, las conclusiones en lugar de clarificarse poco a poco se complican cada vez más y los investigadores entran en fuertes y absolutas controversias, incluido algún premio Nobel, especialmente en su utilidad como elemento terapéutico a dosis altas, dejando a un lado su valor como nutriente esencial.

Sabemos que cada vitamina es el componente esencial de una coenzima, los cuales son esenciales para catalizar las reacciones químicas. Un ejemplo de ello lo tenemos en el fósforo, el cual en forma de ácido fosfórico se une a una vitamina, generalmente del grupo B, para formar una coenzima, siendo misión básica de las vitaminas entrar en el metabolismo de los hidratos de carbono, proteínas y grasas para así producir energía.

Pero a pesar de saberse la importancia capital de las vitaminas en la salud humana no se ha podido evitar que una gran parte de la población tenga carencia de una o más, estando, por tanto, su vida siempre en peligro. Este dato no se refiere exclusivamente a lo que consideramos el Tercer Mundo, sino incluso a Europa, en donde la mayoría de los niños y ancianos tienen carencias vitamínicas a causa no de una alimentación insuficiente, sino de una alimentación incorrecta. Estas carencias que pueden ser subsanadas perfectamente por los médicos no se solucionan, ya que para un facultativo le es difícil admitir que personas aparentemente bien alimentadas, con una buena posición económica, puedan tener deficiencias nutritivas. Además, nos encontramos con la dificultad añadida del diagnóstico, ya que antes de que aparezcan los signos clínicos característicos de una avitaminosis se producen una serie de trastornos como consecuencia de la carencia de coenzimas, los cuales no suelen identificarse como anomalías nutricionales. Por ejemplo, las carencias de vitaminas del grupo B, tan frecuentes en épocas de verano, solamente se ponen de manifiesto con signos clínicos 200 días después de la carencia continuada, cuando el daño está ya instaurado. Anteriormente el paciente se queja de pérdida del apetito, dolores de cabeza, irritabilidad e insomnio, trastornos éstos tan comunes a otras enfermedades que es difícil que el médico los relacione con carencias vitamínicas, como tampoco le será posible averiguar todos los cambios bioquímicos que se han producido en el organismo hasta la manifestación de los síntomas, ni mucho menos los daños que una carencia prolongada provoca a nivel celular.

El problema no se ha resuelto aún y hemos pasado de una euforia a la hora de administrar las vitaminas, incluso en enfermedades que en nada se podían beneficiar de su administración, al desprecio absoluto a la palabra vitamina.

CAUSAS DE LA CARENCIA VITAMÍNICA EN NUESTROS DÍAS

Los recientes estudios en cuanto a necesidades diarias de vitaminas han ido evolucionando, cambiando habría que decir, no tanto por un estudio más profundo sobre ellas sino más bien por la creencia de que con una alimentación abundante y variada tendremos siempre cubiertas nuestras necesidades. Esta creencia, que ha sido la más admitida durante los últimos diez años, está ya en entredicho y una nueva savia de médicos han empezado a recomendar los suplementos cotidianos de vitaminas como forma de asegurar una nutrición correcta y, por tanto, un estado pleno de salud. Es más, continuamente aparecen investigadores que nos alertan de nuevos trastornos producidos por las pequeñas carencias de vitaminas, mientras que otros lo hacen insistiendo en que la aplicación de ellas a dosis altas, ortomoleculares, pueden curar de manera efectiva multitud de males.

He aquí, de un modo muy resumido, algunas de las causas más habituales de avitaminosis:

Carencias de alimentos:
Obviamente, por no disponer en cantidad suficiente.
Por no comer aquellos que cada persona necesita.
Por pérdidas nutritivas durante el almacenaje.

Ingesta disminuida:

Por anorexia.

Por pobreza o ignorancia alimentaria.

Por caprichos malsanos.

Por no engordar.

Por no tener tiempo suficiente o interés para comer.

Por enfermedades que dificultan el comer.

Por embarazo.

Aumento de las necesidades:

Por mayor desgaste físico o psíquico.

Por crecimiento muy rápido.

Por infecciones.

Por embarazo o lactancia.

Por tomar drogas o medicamentos.

Aumento de las pérdidas:

Por excesiva y prolongada sudoración.

Por diuresis forzada.

Por lactancia.

Por diarreas o hemorragias.

Disminución de la absorción:

Por enfermedades del aparato digestivo.

Por parásitos intestinales.

Por enfermedades graves.

LAS VITAMINAS UNA A UNA

Liposolubles (Solubles en grasa)

VITAMINA A
Retinol o axeroftol

Funciones orgánicas

Ejerce influencia decisiva en los procesos metabólicos celulares, especialmente en los bastoncillos de la retina, en el metabolismo de los esteroides adrenales y las hormonas sexuales, así como en el desarrollo genital. Interviene en el crecimiento estatural, tanto a nivel del esqueleto como en los tejidos blandos, quizá por su efecto sobre la síntesis de las proteínas. Mantiene los epitelios y mucosas (digestiva, respiratoria y urinaria) en buen estado, asegura una permeabilidad correcta a las membranas, ejerciendo por ello una eficaz acción antiinfecciosa, ayudada por su acción sobre las células secretoras de moco.

Es necesaria en la reparación de los tejidos dañados o destruidos, en la formación de la placenta, la función adecuada de la hipófisis, la secreción salivar y lagrimal y la producción de las plaquetas.

Vitamina fácilmente oxidable, es útil administrarla junto con la vitamina E por su papel como oxidoreductor y evitar someterla a temperaturas superiores a 120°.

Potencia la acción de los citostáticos, juega un importante papel en la estimulación de los mecanismos de defensa y ayuda a formar el esmalte dentario. El ácido de la vitamina A parece actuar de un modo totalmente distinto al de los citostáticos y es probable que dirija una retrodiferenciación del tejido epitelial neoplásico, hacia un tejido epitelial normal.

ENFERMEDADES CARENCIALES

Xeroftalmia: Consiste en la incapacidad de ver con luz poco intensa, especialmente en las horas del crepúsculo. El enfermo tiene la sensación de quedarse ciego en esos momentos y su capacidad para acomodarse al claroscuro es muy lenta. En su fase preliminar, la *Hemeralopia*, el párpado inferior se nota con presencia de arenilla, hay conjuntivitis con fuerte secreción lagrimal y dolor a la luz intensa (fotofobia).

Más adelante aparecen sobre la córnea pequeñas manchas de color madreperla (manchas de Bitot), los párpados se hinchan y se recubren de costras, se caen las pestañas, perdiendo la córnea su brillo, tornándose amarillenta y ulcerándose. El ojo puede infectarse con facilidad y si no se actúa con prontitud la ceguera puede declararse de manera definitiva.

APLICACIONES ORTOMOLECULARES

Es un agente terapéutico en las *lesiones precancerosas*, profiláctico en los tumores epiteliales y acelera el rechazo de los transplantes de piel.

En dosis altas puede cortar los vómitos persistentes de los niños.

Psoriasis y cualquier forma escamosa de la piel.

Débil resistencia a las *infecciones*, conjuntamente a la vitamina C.

Niños *prematuros*, unida al resto de los remedios que aseguren un desarrollo correcto.

Alteraciones endocrinas como tireotoxicosis, procesos pancreáticos, enfermedad de Basedow, esterilidad, oligoespermia y falta de ovulación.

Acné, asociada a la vitamina B-6.

Ulceras y mala cicatrización de heridas, así como en la fase de recuperación de las *quemaduras*, asociada a la vitamina C.

Gastritis e hipocloridia asociada al complejo B. También en las diarreas.

Como profiláctico de los cálculos renales y vesicales.

En la *sinusitis* crónica seca, las bronquitis y las ronqueras.

En la sordera producida por estreptomicina, en las otitis y los acúfenos.

Como profiláctica de las grietas del pezón y para asegurar el crecimiento del niño.

En la insuficiencia hepática, ya que la ausencia de grasas impide su absorción.

En la *piorrea*, unida a las vitaminas del grupo B y la E.

En la *fotofobia* y las jaquecas oftálmicas.

Aunque sin tener los datos seguros en cuanto al exceso de
vitamina A, se conocen algunos casos de hipervitaminosis tras la
administración de dosis altas, del orden de 100.000 a 300.000
U.I. durante varias semanas. Los síntomas son hipertensión
endocraneal, vómitos, hepatomegalia, hinchazones de las articulaciones y piel seca, trastornos éstos que ceden rápidamente al
suprimir la ingesta y no dejan secuelas. Por supuesto, no se ha
conocido ningún caso de muerte por sobredosis.

Otros datos nos hablan de hipervitaminosis aguda en personas que toman la vitamina A para prevenir quemaduras solares,
por lo que en principio parece poco recomendable tomarla
durante los meses de verano y para acelerar el bronceado es
mejor utilizar los carotenos. Estos compuestos no suelen dar
lugar a intoxicaciones aunque la piel puede derivar a un color
amarillento poco estético, especialmente en las manos y plantas

de los pies, coloración ésta que hay que diferenciar con la que se produce durante la diabetes, la anorexia nerviosa y el mixedema.

Los niños son más propensos a desarrollar signos de toxicidad por sobredosis, incluso ingiriendo no más de 20.000 U.I. durante algunas semanas, especialmente si suelen comer hígado de vacuno habitualmente. En estos casos se sumarían las dosis de ambos, alimentación y pastillas, y daría lugar a la sobredosis.

Otros síntomas a tener en cuenta en personas que toman habitualmente vitamina A es la caída del pelo de las cejas, el crecimiento de pelo grueso y escaso, la piel seca, los labios agrietados y jaquecas intensas.

VITAMINA D
Calciferol

Funciones orgánicas

Está muy relacionada con el metabolismo del calcio y del fósforo, siendo indispensable para el crecimiento óseo y dental. Parece ser que su principal función es aumentar la absorción intestinal de estos dos minerales, aunque también tiene un efecto directo sobre la calcificación al aumentar el depósito de fosfato cálcico en los huesos. Así mismo, aumenta la filtración de fosfatos en los riñones y se cree que actúa sobre la fosfatasa alcalina.

De una manera resumida podemos decir que la vitamina D favorece el transporte del calcio y el fósforo a nivel intestinal, estimula la mineralización en los huesos promoviendo la biosíntesis y la maduración del colágeno. Moviliza el calcio hacia el compartimiento líquido del hueso, de una manera similar a la PTH, manteniendo la integridad muscular mediante la transferencia de calcio y fósforo. También inhibe la secreción de la hormona paratiroidea PTH y posee cierta actividad antitumoral a través del sistema linfomedular.

ENFERMEDADES CARENCIALES

Raquitismo: Los primeros síntomas no se dan en el esqueleto sino en el sistema nervioso y es normal encontrarse con un niño nervioso, irritable, que duerme mal y con grandes sudores. Después aparecen perturbaciones gastrointestinales y las primeras deformaciones del esqueleto, centradas en el cráneo, el cual acusa ya el defecto de mineralización.

Si el lactante es mayor se retrasan los primeros pasos, el gateo es su forma de desplazarse y hay un peculiar abombamiento del cráneo con reblandecimiento general, aunque más localizado en los huesos occipital y parietal a lo largo de la sutura lambdoidea. Después es cuando se generalizan del todo las alteraciones y aparece la protuberancia craneal característica del raquitismo con retraso en el cierre de las fontanelas.

Si la enfermedad se declara entre los años 1 a 4 hay un aumento de los cartílagos epifisarios del cúbito, radio, tibia y peroné, lo que produce las clásicas piernas abombadas y la deformación de la columna. La primera dentición se retrasa y los primeros dientes salen de forma desordenada, justo al mismo tiempo en que las articulaciones costales se agrandan y el abdomen aparece ya abultado. En estos momentos pueden darse convulsiones, especialmente intensas si la enfermedad coincide con infecciones. Los niños mayores tienen dolores al andar y de no corregirse las deformaciones de las piernas pueden quedar para toda la vida, con más motivo si los padres insisten en ponerle a andar antes de que la enfermedad quede curada totalmente. La mayoría de los "pies planos" se dan precisamente en esa edad y a causa de un raquitismo no curado a tiempo. Estas deformaciones también afectarán a la formación adecuada de la pelvis y si el enfermo es hembra tendrá dificultades en los partos.

La dosis aconsejada es de 1.600 U.I. diarias, comenzando a normalizarse los niveles séricos a partir del 2º día, mientras que los del fósforo lo hará a los diez días y el calcio a las tres semanas. Alrededor del mes de tratamiento todos los niveles estarán ya normalizados, aunque quizá haya que prolongar el tratamiento algo más si hay hipocalcemia.

Osteomalacia: Es el equivalente al raquitismo infantil, pero en el adulto, aunque ahora se da más por carencia de calcio que por deficiencia en vitamina D. Hay una desmineralización que produce, entre otros trastornos, una fusión en la epífisis (extremos de los huesos largos), deformación de la columna vertebral y la pelvis, viéndose con facilidad las laminillas fibrosas en las radiografías. Aumenta la convexidad del hueso sacro, los bordes del ilíaco se aplastan, el extremo superior de la pelvis se vuelve asimétrico y se estrecha más. En estas circunstancias un parto normal es casi imposible.

A medida en que sigue el ablandamiento óseo el peso hace que los huesos largos se doblen, las vértebras se acorten en sentido vertical y se producen fracturas sin motivo. Por ello y siempre que nos encontremos a un adulto con problemas de columna es necesario averiguar sus niveles de calcio y vitamina D.

Esta enfermedad, no obstante, hay que diferenciarla de otras que también producen descalcificación generalizada, como es el hiperparatiroidismo, la osteoporosis senil o posmenopáusica, la osteoporosis del hipertiroidismo, el síndrome de Cushing o la atrofia por inactividad.

El tratamiento incluye una dosis adecuada de calcio y fósforo, una ligera actividad muscular, algo de exposición al sol y dosis pequeñas de vitamina D, aunque a veces no es aprovechada por el organismo a causa de un defecto de los receptores. La diarrea crónica, el embarazo, la lactancia y la ingestión de corticoides, pueden provocar síntomas similares a la osteomalacia que requerirán un tratamiento similar.

APLICACIONES ORTOMOLECULARES

Osteoporosis: Especialmente en las producidas por la administración de corticoides.

Embarazo: Como profiláctico del raquitismo del niño y de la osteomalacia puerperal.

Lactancia: Como profiláctico del raquitismo.

Tetania: Se administrará junto al tratamiento específico hormonal mientras exista el déficit paratiroideo.

Afecciones gastrointestinales crónicas: Cuando existan trastornos en la absorción de las grasas.

Fracturas espontáneas: En niños pequeños y ancianos.

Retrasos en la dentición: Cuando existan riesgos de poca absorción del calcio y el fósforo.

Enfermedades infecciosas prolongadas: Especialmente si hay abundante sudoración y poco apetito.

Tuberculosis: Puede ser útil en las formas óseas.

Alergias: En unión al calcio.

Distonías neurovegetativas: Por su acción sobre el sistema vegetativo se puede aplicar en las depresiones del adulto y en las manifestaciones emocionales del raquitismo infantil.

Se utilizan dosis entre 5.000 y 50.000 UI diarias.

También se puede aplicar en:

Rinitis vasomotoras, asma bronquial, eczemas, anemias y enfermedad de Basedow (tiroides). También en las heridas, quemaduras, osteomielitis, cataratas y leucorrea inespecífica (flujo vaginal).

Se recomienda su ingestión en el tratamiento del Lupus, junto a una dieta rica en calcio, así como para mejorar la permeabilidad capilar.

HIPERVITAMINOSIS

Se conocen casos de hipervitaminosis en lactantes después de la administración de 40.000 U .I. durante un mes y de 100.000 U.I. en adultos durante varios meses. La mejor manera de evitar estas alteraciones es realizar frecuentes análisis de calcio, el cual puede superar los 16 mg/dl.

Los síntomas de la hipervitaminosis D consisten en anorexia, náusea, vómitos, debilidad y nerviosismo. La función renal se altera dando lugar a poliuria (exceso de orina) y se producen calcificaciones renales. Aunque estos datos se encuentran también en la hipercalcemia, si se comprueba la ingestión de vitamina D es fácil establecer el diagnóstico diferencial.

Aunque muy poco frecuentemente se han observado intoxicaciones en lactantes con solamente 2.000 U.I., pero se piensa que son reacciones individuales de hipersensibilidad y se deben a un problema metabólico y no a un exceso de dosis.

El tratamiento consiste en suprimir la vitamina, dar una dieta pobre en calcio, mantener la orina ácida y quizá dar corticoides. El daño puede ser reversible si no existen lesiones renales.

VITAMINA E
Tocoferol

Funciones orgánicas

Se le atribuye un papel esencial en la respiración celular por su acción sobre los niveles de la coenzima A y de uniquinona.

Esta enzima es importante en el transporte de electrones y parece estar relacionado directamente con la vitamina E, lo que le hace mucho más interesante como portador de hidrógeno en la cadena respiratoria.

Su papel antioxidante mantiene la integridad de la membrana celular y evita la prematura destrucción de los hematíes, protegiendo igualmente a la vitamina C presente en los alimentos.

La absorción de vitamina E es parecida a otras vitaminas liposolubles y probablemente va unida a la ingesta de grasas y a la presencia de sales biliares. Su almacenamiento tiene lugar en el tejido adiposo y el hígado, aunque no se sabe si de esta forma está disponible para poder ser utilizado como antioxidante de la vitamina A y los carotenos.

En el adulto la dosis normal en el suero es de 1 mg/100 ml y en los recién nacidos es de 0,2 mg/100 ml, admitiéndose como ingesta recomendable entre 3 y 15 mg diarios, salvo que la dieta contenga grandes cantidades de grasas no saturadas, en cuyo caso habría que aumentar la dosis.

Es vital para el metabolismo del hígado, protegiéndole de la degeneración grasa y las hemorragias, participa en la formación y funciones del tejido muscular liso y estriado, igualmente en el miocardio, protege del deterioro a la glándula suprarrenal y es esencial en la formación de las fibras colágenas y elásticas del tejido conjuntivo.

Indispensable para la maduración normal de la célula germinal del hombre y para el normal funcionamiento de la placenta en la mujer, parece ser que interviene en una forma preliminar de la hormona gonadotropa prolán A y B (reproductoras), aunque esta hipótesis no ha podido ser confirmada al ser la vitamina E liposoluble y la hormona un compuesto albuminoide soluble en agua. También interviene en la formación de la hormona del cuerpo lúteo.

Deficiencias en el hombre

Todavía sin confirmar a pesar de los muchos años de investigaciones, se han observado carencias en niños aquejados de esprúe, enfermedad fibroquística del páncreas y otras formas de malabsorción. En ellos aparece pigmentación ceroide y *atrofias musculares* que recuerdan a las de los animales enfermos. También se produce creatinuria y destrucción anormal de los glóbulos rojos, además de un transporte deficiente de proteínas.

En los adultos las avitaminosis son aún más raras y solamente están demostradas algunas alteraciones en la absorción de las grasas, especialmente si la dieta contiene cantidades muy altas de ácidos grasos insaturados. También se han mencionado algunas pequeñas carencias en pacientes aquejados de úlcera péptica, quizá por un efecto de autooxidación de las grasas.

Del mismo modo y sin que tenga relación con una carencia demostrada, parece ser que la *cojera intermitente* se beneficia con la administración de 400 mg diarios.

Más recientemente algunos investigadores la emplean para aumentar la vida de los hematíes en las *anemias* rebeldes al tratamiento, en los edemas y la *dermatitis* descamativa y en el aumento de la *hemólisis* por peróxido en los prematuros.

La dosis terapéutica más utilizada abarca desde los 5 a 30 mg/día en los niños y los 100 a 600 mg/ día en los adultos.

APLICACIONES ORTOMOLECULARES

Esterilidad masculina: Asociada a la vitamina A cuando exista posibilidad de degeneración del epitelio germinal.

Criptorquidia: Antes de administrar hormonas gonadotropinas se puede hacer un ensayo con vitamina E en niños que no hayan cumplido los seis años de edad. Posteriormente, el tratamiento solamente con la vitamina no da resultado.

Embarazo: Es útil para asegurar la absorción por el feto de las sustancias nutritivas del organismo materno y para el buen funcionamiento de la placenta.

Aborto: Cuando exista infantilismo genital en la mujer, en casos de aborto habitual o en la amenaza de aborto. También cuando existan tendencias a partos prematuros o partos de fetos muertos. Hay que asociarla a la vitamina C.

Climaterio femenino: La menopausia es una buena indicación, mucho más en sus comienzos y con más razón cuando se den vaginitis por sequedad de la mucosa y prurito vulvar.

Metrorragias: Por hiperfoliculismo.

Riesgo de trombosis: Asociada o sustitutiva del ácido acetilsalicílico.

Síndrome adiposo-genital: En los casos que aparecen en la pubertad y en todas las obesidades.

Cretinismo: En todas las formas endémicas ya que es coadyuvante en la formación de la hormona tiroidea.

Afecciones del tejido conjuntivo: Y en las afecciones oculares.

Insuficiencia coronaria: Por su acción antioxidante de los ácidos grasos es útil en todos los accidentes cardiovasculares, en la arteriosclerosis, la degeneración del miocardio y las úlceras varicosas.

Cirrosis hepática: Por su papel protector hepático y para prevenir su degeneración grasa.

Jaquecas: Asociada eventualmente a la vitamina A.

Piorrea: Asociada a las vitaminas A, B y C.

Lupus eritematoso: Tanto en su fase crónica como en las formas escleróticas.

Inmunidad deprimida: Junto a la vitamina C y A.

Distrofia muscular progresiva: Unida al selenio.

Fiebre reumática: Unida al cobre

Envejecimiento prematuro: Para prevenir y corregir las arrugas y estimular la glándula pineal.

HIPERVITAMINOSIS

Se han registrado casos de toxicidad relativa cuando se administran dosis altas a lactantes de bajo peso e incluso han quedado registrados fallecimientos de prematuros a causa de deterioro pulmonar e insuficiencias hepática y renal por administrarla intravenosamente. Otros autores mencionan algún caso de enterocolitis necrosante y sepsis, quizá por un aumento en la destrucción de linfocitos y macrófagos.

VITAMINA K
Menadiona

Deficiencias

No siempre una alteración de la coagulación, por déficit, es producida por una carencia de vitamina K y un dato imprescindible para establecer el diagnóstico diferencial es el alargamiento del tiempo de protrombina el cual siempre está alargado en la avitaminosis K, posiblemente por disminución de una glucoproteína plasmática. Por tanto, un tiempo de protrombina normal descarta ya la carencia de vitamina K y no procede su administración ya que no tendrá ningún efecto.

La administración de anticoagulantes y salicitatos provocan hemorragias, de la misma manera que lo hacen el escorbuto, la púrpura alérgica, la leucemia y la trombocitopenia, las cuales no responden a la vitamina K. Las hepatopatías, sin embargo, sí responden a su administración en un plazo de apenas 4 horas y por ese motivo se utiliza como método de diagnóstico rápido para detectar afecciones hepáticas.

Enfermedades carenciales

En este apartado incluimos no solamente aquellas enfermedades puramente nutritivas, carenciales, sino aquellas otras alteraciones que producen deficiencias en la absorción o utilización de la vitamina K.

Los síntomas incluyen:

sangrado en   nariz (epistaxis)

sangrado en encías (gingivitis)

sangrado en la orina (hematuria)

sangrado en las heces (melena)

menstruación abundante (menorragia)

moretones (equimosis) ante mínimos traumatismos

Hemorragias en el recién nacido: Muy normales a menos que la madre haya tomado con anterioridad alimentos ricos en vitamina K. Para prevenirlas los médicos aplican 0,5 mg por vía intramuscular a los recién nacidos, con lo que reducen los riesgos de hemorragia intracraneal por el traumatismo del parto. Otros especialistas prefieren tratar a la madre una semana antes y administran 5 mg de vitamina K1 o 2 mg seis horas antes del parto. No obstante, la gran cantidad de ictericias en los recién nacidos pudieran estar causadas por estas dosis preventivas de vitamina K.

Una vez finalizado el parto y con él el peligro de hemorragias craneales, el peligro no ha desaparecido para el bebé ya que su nivel de protrombina es muy bajo y su flora intestinal aún no está preparada para elaborarla. Por tanto, la prevención a través de la madre es la norma a seguir.

Absorción insuficiente: La deficiente absorción de las vitaminas liposolubles se da en enfermedades que alteran la absorción de grasas o por ausencia de sales biliares en el tracto intestinal. El problema es más grave cuando existe ya un almacenamiento pobre anterior, como ocurre en el esprúe tropical o la ictericia obstructiva. En estos enfermos antes de someterles a una operación quirúrgica hay que administrarles vitamina K, incluso por vía oral, ya que la forma sintética no depende para su absorción de las sales biliares.

Tratamiento con anticoagulantes: Suelen ser del tipo de cumarinas o indanediona, los cuales actúan como reductores de la protrombina, lo que da lugar a riegos serios de hemorragias. La administración de vitamina K restablece rápidamente los niveles de coagulación, aunque hay que tener en cuenta que las formas sintéticas no actúan en esta circunstancia.

Utilización inadecuada: Las enfermedades hepáticas provocan casi siempre unos niveles de coagulación muy bajos, los cuales no responden a la vitamina K. Del mismo modo, el empleo de antibióticos que puedan alterar la flora intestinal no solamente impedirá la elaboración de la vitamina K intestinal sino que dificultará el aprovechamiento de la ya existente.

APLICACIONES ORTOMOLECULARES

Metabolismo óseo: la vitamina K *participa en el metabolismo del hueso* ya que una proteína ósea, llamada osteocalcina, requiere de la vitamina K para su maduración. Es decir, promueve la formación ósea en nuestro organismo. Existen estudios que sugieren que la vitamina K ayudaría a aumentar la densidad ósea y evitaría fracturas en personas con osteoporosis. De todos modos, se requieren más investigaciones aún para confirmar el papel de la vitamina K en relación a la prevención y tratamiento de la osteoporosis.

La deficiencia de vitamina K es rara en las personas adultas sanas debido a que su presencia en los alimentos está muy generalizada. La vitamina K sintetizada por las bacterias intestinales (vitamina K2) y la reserva de vitamina K presente en el hígado, colaboran también para que no exista deficiencia.

HIPERVITAMINOSIS

Se han dado casos de hipervitaminosis K en los recién nacidos que han recibido dosis altas de menadiona, provocándoles anemia y hemólisis, así como hiperbilirrubinemia (exceso de bilirrubina), ictericia neonatal y eritroblastosis.

VITAMINA F
Ácidos grasos esenciales

Aunque sin ser considerados como una vitamina, ya que a fin de cuentas no son aminas, el hecho de que sean solubles en grasas y formen parte también de los nutrientes considerados básicos para la salud, han motivado que bajo el nombre de vitamina F se engloben una serie de sustancias emparentadas entre sí y con similares acciones en el organismo. Además, tampoco pueden ser sintetizados por el organismo y su aportación debe de ser a partir de los alimentos.

Los ácidos grasos poliinsaturados comunes presentes en la mayoría de los vegetales y los cereales tienen 2 enlaces dobles, mientras que los altamente poliinsaturados, presentes en los pescados azules, contienen 5 y 6 enlaces dobles. El ácido linoleico puede ser convertido en otra grasa poliinsaturada, el ácido alfa-linoleico, el cual contiene ya 3 enlaces dobles entre los átomos de carbono. A su vez, el ácido linoleico puede convertirse en ácido eicosapentanoico en los animales y en el hombre.

Toda esta aparentemente complicación química viene a demostrar la facilidad con la cual podemos modificar el ácido linoleico básico para lograr compuestos grasos mucho más útiles para el hombre. A fin de cuentas esto es lo que hace el metabolismo en nuestro interior, ya que en forma pura no tienen ninguna actividad biológica. El único tipo de ácido linoleico que puede ser convertido en sustancias biológicamente útiles es el que se conoce como ácido cislinoleico y que se encuentra en abundancia en los aceites de maíz y girasol sin adulterar. En el caso de refinar o prensar con disolventes o calor las semillas, los ácidos grasos biológicamente activos se convierten en ácidos trans, una forma inactiva.

Funciones orgánicas

Son una parte esencial de la nutrición humana ya que realizan toda clase de funciones vitales dentro del organismo, entre ellas: proporcionar energía, mantener la temperatura corporal, aislar los nervios de su entorno manteniendo la vaina de mielina íntegra, actuar de protector de los tejidos, mantener la integridad de la pared celular y ser precursores de las hormonas prostaglandinas.

Por todo ello se admite que al menos el 3% de las calorías de nuestra dieta debería estar compuesto de estos ácidos grasos esenciales, llegando al 5% en niños y embarazadas. Solamente por el hecho de que nuestro cerebro está constituido en un 60% de lípidos, siendo los ácidos grasos esenciales una parte importante de esta proporción, podemos comprender su importancia.

Su papel es esencial en el mantenimiento de las membranas celulares, ya que su permeabilidad y flexibilidad dependerá de la cantidad de ácidos grasos que lleguen a ellas. Circunstancia ésta vital en el desarrollo de los linfocitos, los glóbulos blancos, cuya capacidad como sistema defensivo depende en parte de su pared celular. Una pared rígida, por carencia de ácidos grasos, puede generar un desastre ante una infección.

Estados carenciales conocidos:

Deficiencias en el funcionamiento cerebral, tanto en niños como en ancianos.

Sequedad del lagrimal, glándulas de la saliva y mucosas en general.

Piel seca, especialmente vulvar.

Trastornos en la reproducción.

Enfermedades degenerativas del sistema nervioso.

Mala función cardiaca y circulatoria.

Enfermedades psíquicas del comportamiento.

Heridas con mala cicatrización.

Enfermedades reumáticas.

Fallo en el sistema inmunológico.

Deficiencias por elementos bloqueantes de su absorción y síntesis:

Carencia de cinc en la alimentación.

Carencia de vitamina E.

Carencia de vitamina B6.

Diabetes mal tratada.

Alcoholismo y degeneración hepática.

Exceso de grasas saturadas en la alimentación.

Hipercolesterolemia.

Radiaciones

Infecciones víricas prolongadas o que afecten al sistema inmunológico.

Consumo de grasas vegetales refinadas.

Consumo de dulces realizados con azúcar blanco.

APLICACIONES ORTOMOLECULARES

Enfermedad benigna del pecho (mastopatías, quistes)

Dismenorrea con poca secreción de flujo.

Senos poco desarrollados.

Riesgo de trombosis por excesiva agregabilidad plaquetaria.

Hipertensión y arteriosclerosis.

Eccema atópico.

Hiperactividad infantil.

Demencia senil.

Asma y jaquecas de origen alérgico.

Caspa seca y caída del cabello.

Uñas quebradizas.

Poca producción de lágrimas.

Artritis reumatoide.

Esclerosis múltiple.

Esquizofrenia

Pérdida de la memoria

Los últimos experimentos han sido muy alentadores y sugieren que también se puede aplicar en:

Cáncer hepático, de piel y estados metastásicos irreversibles.

Temblores en el parkinsonismo.

Depresiones nerviosas e irritabilidad.

Lesiones diabéticas en piel y ojos, especialmente las retinopatías.

Cirrosis biliar y diarrea crónica del anciano.

Diabetes, junto al tratamiento habitual.

Psoriasis.

VITAMINAS HIDROSOLUBLES
(SOLUBLES EN LÍQUIDO)

COMPLEJO B

Aunque inicialmente se creyó que era solamente uno sólo el componente que faltaba en la dieta de muchos enfermos, pronto se estableció una diferencia clave entre ellos, aunque con un rasgo que les diferenciaba del resto de las vitaminas: era mejor darlos conjuntamente que en forma aislada. Es más, incluso hay quien opina que el uso masivo de una de ellas desequilibra a las demás.

Todas pertenecen al grupo de las vitaminas hidrosolubles y aunque participan en procesos metabólicos estrechamente ligados entre sí, tanto su estructura química como sus funciones son distintas. Aún así, las deficiencias son en general múltiples y raramente se observa la carencia de una sola.

El organismo es incapaz de sintetizarlas o de almacenarlas y por ello cualquier reducción en su aporte o asimilación ofrece el riesgo de originar una deficiencia. Estas deficiencias pueden darse, además, por trastornos en la fosforilación, lo cual provoca el que estas vitaminas sean incapaces de transformarse en sus coenzimas, alteración provocada por enfermedades tales como lesiones hepáticas, insuficiencia suprarrenal o falta de proteínas. Incluso parece probable que la administración de dosis altas de vitamina B en estos casos puede incrementar la falta de la coenzima. Tal es así que existen numerosos preparados farmacéuticos que ya contienen las vitaminas en unión a sus coenzimas, lo que obviamente asegura su absorción.

VITAMINA B-1
Aneurina, Tiamina

Funciones orgánicas

Es un factor importante en el metabolismo de los hidratos de carbono y su carencia provoca aumento de piruvatos y lactatos en la sangre, aunque no es seguro que su deficiencia provoque trastornos en la producción de acetilcolina.

Regula las cifras de glucemia favoreciendo el depósito de glucógeno en el hígado y controla el metabolismo del ácido láctico en sangre.

Interviene en el ciclo de Kreps.

Es un moderador de la actividad de las glándulas endocrinas, especialmente del tiroides y el páncreas.

Interviene en la transmisión de los impulsos nerviosos.

Regula el peristaltismo intestinal.

Su coenzima hace que la glucosa pueda degradarse en gas carbónico y agua y proporcionar energía.

Mantiene las funciones intelectuales en buen estado, especialmente la capacidad retentiva, quizás por su acción sobre la acetilcolina.

Enfermedades carenciales:

Beri beri

En un principio la carencia severa de vitamina B-1 estaba centrada en aquellas personas que comían una dieta casi exclusiva de arroz descascarillado, el cual poseía en esa envoltura dura una gran cantidad de vitamina. Ello no es suficiente para desencadenar la enfermedad, salvo que vaya acompañado de una alimentación monótona y abundancia de sol, factores éstos que se dieron con frecuencia en los países orientales. La solución que se adoptó fue la de hervir los granos de arroz con su cáscara, consiguiendo así que los nutrientes pasasen al interior del grano.

Del beri-beri se conocen tres tipos: el seco, el húmedo y el cerebral. La patología del seco se centra en flaccidez de muñecas, pies y piernas; el húmedo en la formación de grandes edemas en las extremidades inferiores, mientras que el cerebral se caracteriza por las fuertes alteraciones neurológicas.

Los comienzos sintomáticos en el niño son graves y se perciben por anorexia, distensión abdominal, debilidad, dolores cólicos acompañados por vómitos, estreñimiento y disminución de orina. Esto provoca de inmediato un edema generalizado con aumento de peso, lo que puede hacer creer que el niño está sano. Después aparece taquicardia, aumento de la frecuencia respiratoria, disnea, aumento del tamaño del corazón y síntomas de fallecimiento cardíaco.

En el adulto los síntomas no son muy diferentes y hay también anorexia, vómitos y dificultad en la absorción de los alimentos, lo que conlleva a un deterioro rápido en la salud del enfermo. Después aparece fatiga intensa, pérdida de peso, dolores en los nervios periféricos, taquicardia, palpitaciones y disnea.

En ambos es normal encontrar edema, debilidad intermitente de los músculos de la pantorrilla, piel anestesiada en los lugares del edema con acorchamiento, agotamiento muscular que llega a impedir ponerse en pie, adormecimiento de manos y pies, parálisis local, aumento del tamaño del corazón y fallo circulatorio.

Estudios más profundos sobre la carencia seria de vitamina B-1 nos hablan de una degeneración de la vaina medular a todos los niveles, lesiones de poliencefalitis hemorrágica cerebral, corazón dilatado y aumentado, fibras musculares hinchadas, fragmentadas y vascularizadas, derrames serosos a causa del edema e insuficiencia cardiaca congestiva.

En el beri-beri seco las alteraciones neurológicas son bilaterales y simétricas, afectando primordialmente a las extremidades inferiores y suelen estar precedidas de hormigueo en los dedos, calambres en las pantorrillas y dolor de piernas, lo que impide al enfermo ponerse en pie a partir de una posición en cuclillas. La atrofia se declara con rapidez y puede llegar a abarcar hasta los brazos. El análisis del reflejo rotuliano es una prueba diagnóstica de gran valor para medir la gravedad de la enfermedad.

En el beri-beri húmedo hay principalmente una insuficiencia cardíaca, taquicardia, mucho sudor y piel caliente. Después se declara edema pulmonar y periférico, así como vasoconstricción con extremidades frías y cianóticas.

El beri-beri cerebral suele darse en las deficiencias crónicas y se declara confusión mental, afonía y dificultad en la coordinación muscular, llegando a producirse amnesias a causa de la disminución del riego cerebral. También hay problemas oculares y en los casos graves coma y muerte.

Todas estas patologías son especialmente graves en el anciano, ya que no suelen ser detectadas a tiempo y no se sospecha que estén producidas por una enfermedad carencial tan conocida.

La dosis terapéutica en los casos leves debe ser de 10-20 mg/día en dosis fraccionadas, preferiblemente por vía oral. En los casos más graves se puede aumentar hasta 50 mg/día hasta que el olor de la orina nos demuestre que ya hay saturación. No obstante, las dosis inyectadas no están exentas de peligro ya que se conocen casos de choque anafiláctico incluso a pequeñas dosis. Hay especialistas que insisten en que el problema está en administrar la vitamina B-1 de manera aislada, ya que en unión al resto del complejo B no se dan estos problemas. En cualquier caso, junto al resto de las vitaminas B hay que administrar magnesio y evitar la toma simultánea de glucosa la cual aumentaría las necesidades de tiamina.

APLICACIONES ORTOMOLECULARES

Neuralgias: en especial las del trigémino, aunque siempre por vía oral ya que las formas inyectadas pueden irritar el nervio ciático.

Afecciones gastroentéricas: con mayor razón cuando existan hemorragias y diarreas repetidas. También en presencia de vómitos, hipercloridia y gases.

Alimentación inadecuada: exceso de hidratos de carbono refinados, harinas o dulces.

Cirrosis hepática: y sus consecuencias, tales como anorexia, dispepsias, etc.

Afecciones cardiovasculares: taquicardia, palpitaciones, disnea, adormecimientos, pinchazos.

Deliriums tremens: cualquiera que sea la causa que la produjo, especialmente si hay alcoholismo crónico.

Infecciones: asociada a los tratamientos habituales.

Diabetes: como coadyuvante en los comas hipoglucémicos y para mejorar el metabolismo de la glucosa.

Anorexia: cualquiera que sea la causa que la produjo, tales como atonía gástrica, pérdida de fuerza, depresión nerviosa, insuficiencia circulatoria, insuficiencia suprarrenal o fiebre.

Infarto de miocardio: como estimulante de la circulación coronaria. En las cardiopatías de los hipertensos y embarazadas.

Otras aplicaciones:

Acrodinia infantil, una sensibilidad extrema de pies y manos.

En el íleo (parálisis intestinal) postoperatorio, con el fin de estimular la motilidad intestinal anulada por la anestesia.

En el estreñimiento atónico.

En las parálisis pos-infecciosas.

En todos los casos de intoxicación etílica, medicamentosa o profesional.

En los deportistas para disminuir los tiempos de recuperación, la fatiga muscular y las agujetas, especialmente si toman suplementos de glucosa.

En los diabéticos, hipotensos y arterioscleróticos.

En todos los casos de reumatismo, neuralgias y neuritis.

Durante el tratamiento con antibióticos.

En la insuficiencia de desarrollo infantil.

En las amenorreas primarias o premenopáusicas.

En las neurosis y depresiones, especialmente veraniegas.

En la gota y el bocio endémico.

Durante la lactancia.

En casos de insomnio rebelde.

Advertencia: Dosis altas y prolongadas en niños provocan débil resistencia a la poliomielitis.

VITAMINA B-2
Riboflavina

Funciones orgánicas

Favorece las acciones de oxido reducción y obra en sinergia con las vitaminas B-1 y PP, además de favorecer la absorción del magnesio y la elaboración de las hormonas tiroideas.

Influye en la absorción intestinal de los hidratos de carbono y de las grasas e interviene junto a la vitamina A en la formación de la púrpura retiniana, y con la PP para prevenir y curar la Pelagra y sus secuelas.

Aunque administrada aisladamente parece que apenas tiene alguna misión útil, su presencia en los alimentos es vital, además, para estimular la síntesis de los aminoácidos, para metabolizar las grasas e impedir su depósito en el tejido adiposo.

Interviene en el metabolismo de las hormonas de la glándula suprarrenal, en la elaboración de la insulina, es un factor de crecimiento esencial en los niños y ayuda a regenerar los tejidos gastados en sobreesfuerzos musculares.

Una alimentación alcalina o el tomar suplementos alcalinos para combatir la acidez pueden desencadenar una carencia de esta vitamina.

Enfermedades carenciales

Los primeros síntomas se localizan con lesiones en la comisura de los labios (boqueras), con fuerte ardor y sensibilidad al roce, lo que dificulta abrir la boca para comer, trastorno al que hay que añadir la estomatitis, las fisuras en la lengua y la pérdida del sentido del gusto. Las lesiones de los labios comienzan con palidez y sequedad, con un fuerte color rojo. Después hay ulceraciones y fisuras que se extienden hacia fuera, agrandándose en ese momento la lengua. Si en ese estado se declara una infección por Cándida albicans las lesiones se tornan de color blanco grisáceo y la lengua de color púrpura.

Las lesiones cutáneas abarcan también el pliegue nasolabial, el cual se torna escamoso y grasiento. Después continúa la enfermedad hasta las orejas, los párpados, el escroto y los labios mayores de la vulva. Estas zonas aparecen entonces enrojecidas, grasientas y con descamación, dando lugar a lo que se llama piel de tiburón.

Aunque no siempre la carencia de vitamina se puede extender al ojo, con frecuencia se vasculariza la córnea y se produce queratitis, lagrimeo y fuerte fotofobia. Hay trastornos diversos de acomodación en ambos ojos y puede desarrollarse cierta opacidad de la córnea que puede inducir a error de diagnóstico, especialmente en los ancianos. En los casos avanzados la vascularización de la córnea, al ser invadida por la sangre, produce ceguera.

Si se trata de un niño el crecimiento se detiene, existe enfermedad celíaca, diarreas y pérdida de fuerzas a causa no solamente de la poca producción de ATP, sino a la atrofia muscular consecuente, especialmente en los músculos largos de las piernas.

Otros investigadores creen que su carencia produce, además, psoriasis, alergias, asma, reumatismo, diabetes, herpes, jaquecas y calambres musculares.

APLICACIONES ORTOMOLECULARES

Trastornos cutáneos que cursen con descamación y costras.
Fotofobia, incluso la dependiente de la vitamina A.
Pelagra y sus síndromes, en unión a la vitamina PP.

Hipertiroidismo.

Enfermedad celíaca.

Cataratas, queratitis y orzuelos.

Anemia perniciosa.

Intoxicaciones por ácido cianhídrico y óxido de carbono.

Insuficiencia suprarrenal, esprúe tropical, choque anafiláctico y asma bronquial.

Miocarditis e insuficiencia cardiaca.

Afecciones neurológicas, temblores y cambios en el humor.

Procesos inflamatorios, reumatismo articular y atrofia muscular.

Caspa, alopecia y exceso de grasa en el pelo.

Poco desarrollo genital, alteraciones tiroideas e insuficiencia hepática.

VITAMINA PP
Ácido nicotínico, niacina, vitamina B-3

Al ser una vitamina muy hidrosoluble, es arrastrada con el agua en los procesos de lavado de las verduras y legumbres, por lo que las carencias son bastante frecuentes, especialmente en verano.

Su absorción intestinal es muy efectiva y se transforma rápidamente en coenzimas, aunque no puede almacenarse para cubrir futuras carencias. Estas pueden darse, además, por la presencia simultánea del aminoácido leucina, el cual aunque no es un antagonista específico aumenta las demandas de esta vitamina. Por poner un ejemplo, el mijo es un alimento muy rico en leucina y por ello es normal que aparezcan carencias de vitamina PP si la dieta es abundante en este cereal. Esta carencia también puede darse con el maíz, el cual por su contenido en adenina y lisina puede aumentar las necesidades de vitamina PP y originar una carencia, mucho más acentuada por el hecho de que el maíz no contiene el aminoácido precursor triptófano.

Funciones orgánicas

Interviene en la síntesis de algunos neurotransmisores y en el balance sodio-potasio de las células, así como en la formación del colágeno.

Regula los niveles de colesterol en sangre, impide la degeneración grasa del hígado y mantiene la belleza del cuero cabelludo y su color original.

Por su acción sobre las neuronas posee una buena acción neurotropa, evitando la degeneración en enfermedades tóxicas o producidas por drogas. En el alcoholismo acelera su eliminación e interviene favorablemente en el metabolismo de numerosos oligoelementos, ayudando a la formación de hormonas tiroideas.

Las necesidades diarias son de 15 mg/día en las personas sedentarias, 21 mg/día durante la lactancia y 10 mg/día en los niños pequeños.

Enfermedades carenciales

Pelagra: Es la enfermedad carencial más grave y suele darse en aquellas zonas en las cuales el maíz constituye la dieta fundamental ya que la niacina presente en este cereal no se asimila en el tracto gastrointestinal, salvo que se prepare en presencia de álcalis. Además, el maíz es muy pobre en triptófano y si la dieta contiene también mijo la carencia se hace ya inevitable. Otros compuestos que también desplazan a la niacina son la etioniamida y la isoniacida, medicamentos ambos utilizados contra la tuberculosis.

La pelagra se caracteriza por trastornos cutáneos, mucosos, del sistema nervioso y gástricos, abarcando también una patología muy extensa en la boca y degenerando poco a poco en diarreas, dermatitis y trastornos mentales.

Los trastornos cutáneos empiezan con eritema, formación de vesículas, ampollas, costras y descamación final. En ese momento es normal la infección, especialmente si hay exposición solar, abrasión de la piel, hipertrofia con engrosamiento y pérdida de la elasticidad.

Las alteraciones en las mucosas se localizan en la boca en donde hay glositis, estomatitis de color escarlata y cuando progresa abarca la totalidad de la lengua, hay dolor bucal, aumento de la saliva, edema de la lengua y ulceraciones generalizadas.

Los trastornos gastrointestinales incluyen el ardor en la lengua y la faringe, fuerte distensión abdominal, náusea, vómitos y fuerte diarrea.

64

Además de todos estos trastornos hay una gran alteración del carácter con fuertes depresiones, confusión y delirio, lo cual conduce con facilidad a un estado paranoide y tendencia al suicidio.

El diagnóstico diferencial con otras enfermedades es fácil realizarlo ya que, junto a la dieta deficitaria, se dan estas cuatros patologías unidas.

APLICACIONES ORTOMOLECULARES

Aunque no se deban a carencias tan graves como en la pelagra, podemos encontrar seudocarencias en muchas neuritis periféricas, neuritis oculares, esprue, glositis, *diarreas* y estomatitis.

El tratamiento de estas avitaminosis incluye dar el resto de las vitaminas del grupo B, junto a 300 mg/día de niacina o mejor de niacinamida por vía oral, salvo que existan diarreas en cuyo caso la vía intravenosa es la más adecuada.

El ácido nicotínico se administrará como *vasodilatador* en la hipertensión y la arteriosclerosis. También es útil en las afecciones vasculares de las extremidades, en la angina de pecho y la acrocianosis. Algunos experimentos hablaron de su utilidad en el asma alérgica y la hiperemesis del embarazo. No hay que olvidar sus buenos efectos contra el *colesterol* y su acción en la *esquizofrenia*, la cual está avalada por numerosos estudios.

Otras aplicaciones:

Sabañones, junto a las vitaminas C y complejo B.

Intoxicaciones, producidas por sulfamidas y metales pesados.

Jaquecas, junto a las vitaminas A, E y complejo B.

Neuralgias, en especial las del trigémino en unión a la B-1.

Rayos X, para paliar sus efectos secundarios.

Miopías, en los casos agudos unida a las vitaminas A, E, B-2 y D.

Diarreas, y enterocolitis, junto al complejo B.

Alteraciones hemáticas con *anemias* macrocíticas.

Estomatitis aftosa, anginas.

Lupus eritematoide, ictericia, *hepatitis* e insuficiencia suprarrenal.

Diabetes.

Insuficiencia coronaria, *gangrena* y afecciones vasculares periféricas.

Degeneración muscular senil.

Glaucoma

Depresiones, neurosis, fobias e irritabilidad, especialmente en épocas de calor.

Debilidad y convalecencia de enfermedades infecciosas.

Falta de desarrollo sexual.

Sobreesfuerzos deportivos.

ÁCIDO PANTOTÉNICO
Vitamina B-5

Funciones orgánicas

Sabemos que este componente vitamínico es necesario para la desintoxicación de las sustancias indeseables que se encuentran en los alimentos y para neutralizar los venenos y drogas que podamos ingerir, entre ellos el alcohol.

Es un poderoso estimulante celular que actúa en el crecimiento del cabello, piel y pigmentos, mejorando además la función hepática. Estimula la producción de anticuerpos y regula todo el sistema defensivo y energético. Está involucrado en el metabolismo de los fosfolípidos y en la síntesis de la hemoglobina.

Se absorbe bien por vía intestinal, ya sean sus sales o en dilución alcohólica, aunque hay ciertos antagonistas, como el ácido salicílico que impiden su aprovechamiento, mientras que se puede mejorar su absorción uniéndolo al resto de las vitaminas del complejo B y a los oligoelementos cobre y azufre.

Enfermedades carenciales

El "síndrome de los pies calientes" observado en los soldados que peleaban en las trincheras y en los prisioneros de guerra, era habitual en épocas ya lejanas, aunque se dan formas más benignas en la actualidad en países tropicales o en los meses de calor.

Junto a estos ardores en la planta del pie aparecen otros síntomas como dolores de cabeza, fatiga, alteraciones en la coordinación motora de los músculos, pinchazos difusos, calambres musculares y alteraciones gastrointestinales.

También es normal que estos síntomas vayan asociados a taquicardia, hipotensión y crisis de hipoglucemia, por lo que es importante ajustar la dosis de insulina en los diabéticos.

En otros individuos y aunque no ha podido ser demostrado en todas las personas afectadas por carencia de esta vitamina, se han registrado casos de alopecia (caída del cabello) y pérdida del pigmento capilar con aparición prematura de las canas. También, degeneración del sistema nervioso que puede originar convulsiones, rinitis hemorrágica de repetición en los meses de verano, distensión abdominal con atrofia y úlceras gástricas y con frecuencia degeneración grasa del hígado.

Otros casos aislados hablan de necrosis hemorrágica en las glándulas suprarrenales, anemia hipocrómica a causa de una síntesis pobre de la hematina y hasta reabsorción de los fetos en los primeros meses del embarazo, aunque este efecto se da con frecuencia en los animales y no en el ser humano. Por último, se registraron casos aislados de vascularización de la córnea y trastornos óseos durante el crecimiento, quizá porque la carencia de pantotenato nunca se da aislada.

Otras alteraciones que pueden darse son anorexia, dolores en las extremidades, desvanecimientos con hipotensión y taquicardia y alteraciones en el comportamiento como depresión e irritabilidad.

Las necesidades diarias en los trastornos carenciales son de

10 mg diarios y para cubrir las demandas en personas sanas bastan con 5 mg.

APLICACIONES ORTOMOLECULARES

Aplicado tópicamente se utiliza con cierto éxito para el tratamiento de la alopecia, las úlceras por decúbito y las varices, así como para el *sudor de pies* y el ardor de la planta, especialmente cuando está asociado a irritaciones interdigitales.

En dosis de 100 mg/día por vía intramuscular es muy útil para restablecer la movilidad intestinal después de las operaciones quirúrgicas, así como para eliminar los ardores intensos de estómago y las úlceras gástricas.

También en forma local y en forma de pastillas para chupar, se utiliza con éxito en afecciones faríngeas que cursan con ardores e inflamación y en las estomatitis, así como después de las extracciones dentarias para mejorar la cicatrización. En forma de pomada acelera la cicatrización de la piel en las quemaduras y suaviza la piel irritada en los niños pequeños.

Es eficaz para prevenir y curar las intoxicaciones por estreptomicina, especialmente en los trastornos neurológicos y auditivos que se pueden dar.

También se puede probar en enfermedades como el *parkinsonismo*, las depresiones, las neuritis, los procesos reumáticos y las alteraciones del sistema nerviosos central.

Aunque no exista seguridad en su eficacia, es normal emplearlo en todas las alteraciones del cuero cabelludo (alopecia, caspa, seborrea, eczemas, dermatitis y canas), asociada generalmente a otras vitaminas, aminoácidos y oligoelementos.

VITAMINA B-6
Piridoxina

Funciones

Forma parte de las transaminasas al actuar sobre los aminoácidos glutámico y aspártico y permite realizar la síntesis de los aminoácidos a partir de los hidratos de carbono. También participa en otras reacciones en las que están involucrados la glutamina, la aspargina y el ácido aspártico, facilitando la formación de urea. Su acción sobre los aminoácidos abarca también a la tirosina, la histidina, cisteína, así como al triptófano y la vitamina PP.

Siguiendo con los procesos metabólicos la volvemos a encontrar influyendo en la serina y la treonina y en un derivado de la metionina llamado homocisteína. También facilita la conversión del ácido linoleico en araquidónico, en la biosíntesis de la coenzima A, el cual se altera cuando hay carencia de B-6 y facilita la formación del glucógeno de reserva en los músculos e hígado. Podríamos afirmar que su presencia es esencial para la totalidad de los aminoácidos esenciales.

Su papel es también importante en la incorporación del hierro en la síntesis de la hemoglobina, en la fijación del calcio a los huesos, la actividad del sistema nervioso central y para suministrar metabolitos al ciclo de Krebs.

Está íntimamente relacionada con la Niacina, pero al contrario que ésta no es un producto del triptófano y le ayuda a metabolizarse.

Su coenzima, la codecarboxilasa, interviene en el metabolismo de las proteínas y en forma de fosfato de piridoxal en el metabolismo del sistema nervioso. Su carencia puede ser debida a una disminución del nivel del ácido gamma amino butírico del sistema nervioso, ya que su síntesis se realiza mediante un enzima que precisa el piridoxal 5 fosfato. El codecarboxilasa, a su vez, interviene también como coferrmento en el metabolismo de los aminoácidos, siendo también importante en el de los lípidos y la colesterina.

La piridoxina misma probablemente carece de acción fisiológica, pero se transforma fácilmente por el cuerpo en las formas funcionales piridoxal y piridoxamina.

En la sangre estimula la eritropoyesis y la leucopoyesis y posee acción desintoxicante sobre tóxicos endógenos y exógenos.

Su papel es importante en el metabolismo cerebral y es necesaria para la formación del grupo de aminas cerebrales que facilitan la transmisión nerviosa, entre ellas la adrenalina, la noradrenalina y la dopamina.

Hay ciertas drogas que interfieren en su relación con los sistemas enzimáticos específicos, como la isoniacida, la penicilamina y la hidralazina, dando lugar a carencias de B-6 bastante importantes.

Las necesidades diarias son de 2,0 mg/día en adultos, 10 mg/día en embarazadas y 0,4 mg/día en los lactantes.

Enfermedades carenciales

Aunque la deficiencia primaria es muy infrecuente, al estar muy difundida por la naturaleza, se han podido observar carencias importantes en niños pequeños alimentados con leche artificial en polvo, dando lugar a convulsiones, y en personas con tratamiento de fármacos antagonistas.

Los síntomas consisten en *seborrea*, glositis, queilosis, neuropatías, anemia en los adultos e incluso deficiencia mental, urticaria y asma.

También son frecuentes carencias en los regímenes de adelgazamiento y es normal encontrar seborrea alrededor de la nariz, ojos y boca y una disminución constante en el número de linfocitos. Hay neuritis periférica y accidentes cardiovasculares más frecuentes.

APLICACIONES ORTOMOLECULARES

Esta es quizá la mejor aplicación de la piridoxina, ya que aunque las carencias no son frecuentes, su utilidad como nutriente con propiedades terapéuticas es muy amplia y permite tratar una gran gama de enfermedades, entre ellas:

Náuseas y *vómitos* de la embarazada, especialmente en los tres primeros meses.

Mareo en los viajes, aunque el efecto deba ser también preventivo.

Enfermedad de kwashiorkor por deficiencia de proteínas.

Hipoplasia medular por *anemia* normocrómica.

Colitis crónicas y agudas, diarreas, náuseas y vómitos.

Hepatopatías y anorexia.

Cardiopatías funcionales y secuelas de accidentes vasculares.

Pérdida de *memoria* y disminución de las facultades intelectuales.

Bajo rendimiento deportivo y poco *desarrollo muscular*.

Alcoholismo crónico y para anular los efectos de las borracheras (300 mg en una dosis)

Alopecia en unión al complejo B.

Pelagra, para curar las lesiones residuales.

Acné, junto con la vitamina A en dosis de 250 mg

Encefalitis, por su acción decisiva sobre el sistema nervioso. *Favorece el sueño.*

Trastornos neuromusculares como parálisis, parkinsonismo, temblor ideopático.

Hipoacusias seniles, neuroencefálicas, tóxicas, en asociación con las vitaminas B-1 y A.

Litiasis renal, para favorecer el paso de glicina a glioxílico, mucho más fácil de eliminar.

Porfirio (enfermedad metabólica), en unión a la vitamina E.

Advertencias:

Dosis prolongadas de vitamina B-6 pueden desequilibrar el ácido pantoténico de la dieta, originando carencias.

No administrar junto con medicamentos que contengan L-Dopa, porque anula su efecto.

Dosis muy altas durante varios meses puede producir ataxia sensitiva y alteración de la sensibilidad en las extremidades inferiores.

ÁCIDO FÓLICO
Vitamina M, vitamina B9, folacina o ácido pteroil-L-glutámico

Funciones principales

La función principal del ácido fólico es actuar en la transferencia de unidades como la histidina, la serina, glicina, metionina, colina y timina, utilizadas todas en reacciones muy importantes. Además, favorece la síntesis de la colina y el cambio de homocisteína en metionina. Pero por encima de estas importantes acciones su carencia provoca una anemia macrocítica por maduración megaloblástica de los glóbulos rojos, acompañada de leucopenia.

Actúa como coenzima en el proceso de transferencia de grupos monocarbonados,

Enfermedades carenciales

La carencia de ácido fólico produce *anemia* megaloblástica y otras alteraciones hemáticas. También puede darse *infertilidad*, alteraciones gastrointestinales, glositis, estomatitis y malaabsorción intestinal. Todo ello puede conllevar a aborto, desprendimiento prematuro de la placenta, *neuropatías* y *alteraciones* psíquicas.

En los fetos, su carencia ocasiona espina bífida, una malformación del tubo neural, que se caracteriza porque uno o varios arcos vertebrales posteriores no han fusionado correctamente durante la gestación y la médula espinal se queda sin protección ósea.

Normalmente la causa de una carencia de ácido fólico se debe a una dieta incorrecta, siendo muy habitual en ancianos. Sin embargo, y aunque la alimentación pueda ser correcta hay una larga serie de circunstancias que pueden provocar su carencia, entre ellas:

Enfermedad celíaca, esprue, medicamentos diversos (barbitúricos, cicloserina, anticonceptivos orales o feniltoína) y por supuesto la carencia en la alimentación de alimentos frescos, poco cocidos.

Después tenemos a los antagonistas del ácido fólico, entre ellos: el triamterene, trimetoprim, primetamina, anticonvulsivantes, carencia de vitamina B-12, alcohol y carencia de vitamina C.

La deficiencia de ácido fólico puede causar retraso en el crecimiento, encanecimiento del cabello, inflamación de la lengua (glositis), úlceras bucales, úlcera péptica y diarrea.

También puede resolver rápidamente las anemias por un aumento rápido en el número de glóbulos rojos. La dosis diaria es de 10-30 mg por vía oral, aunque hay que tener en cuenta que este tratamiento no cura todos los tipos de anemias, la ferropénica entre ellas, y puede inducir a error en los análisis. Es más, de administrarse prolongadamente como tratamiento único se puede producir una degeneración del sistema nervioso a causa de una anemia mal curada por aumentar los requerimientos de B-12. Por tanto y aunque se puede administrar inicialmente el ácido fólico para restablecer rápidamente las cifras de hematíes y, antes de una semana de deben administrar conjuntamente el resto de los antianémicos conocidos, entre ellos el hierro y la B-12.

APLICACIONES ORTOMOLECULARES

El ácido fólico también brinda beneficios al aparato cardio-vascular, al sistema nervioso, y a la formación neurológica fetal entre otros. Dada su gran importancia para el ser humano, muchos de los alimentos que hoy consumimos llevan ácido fóli-co adicionado.

Anemias intensas o refractarias a los tratamientos convencio-nales.

Vitíligo.

Los suplementos de ácido fólico se pueden utilizar para tratar problemas menstruales y úlceras en las piernas por déficit de oxígeno.

Enfermedades cardiovasculares.

Anorexias no psicógenas.

Insuficiencia de jugos gástricos.

Depresiones intensas o psicosis.

Es muy útil en la menopausia ya que consigue incrementar la cantidad de estrógenos segregados por los ovarios, evitando así las sensaciones molestas como los sofocos o la tendencia a la displasia del cuello del útero.

BIOTINA
Vitamina H, vitamina B8

Promueve un sistema nervioso saludable, piel y músculos; la coenzima actúa en el metabolismo de la glucosa y las grasas. Ayuda a la utilización de las proteínas, ácido fólico, ácido pantoténico, y Vitamina B-12, favorece un pelo saludable.

Funciones orgánicas

Tiene un papel importante como coenzima en el metabolismo de los hidratos de carbono, proteínas y grasas, interviniendo en numerosas reacciones vitales, muchas de ellas solamente comprobables en los animales. Entre estas acciones están el catabolismo de los aminoácidos leucina e isoleucina, la metabolización del Coenzima A, la carboxilación del ácido pirúvico, la formación de la citrulina, sustancia intermedia en la síntesis de la urea y en la formación del ácido aspártico, siendo un constituyente esencial en la formación del protoplasma.

También es indispensable para el aprovechamiento normal de las grasas y ciertas albúminas y se le atribuyen propiedades que fortalecen los bronquios y pulmones, interviniendo con el ácido nicotínico en la curación de la Pelagra.

Se ha notado cierta dependencia en el suministro de Biotina, especialmente en los niños.

En el hombre se pueden encontrar estados carenciales que tienen una sintomatología consistente en dolores musculares y cansancio, unido a *seborrea* y furunculosis, pudiendo degenerar en *psoriasis*.

La *dermatitis* es otro rasgo característico de la avitaminosis, la cual se manifiesta como descamatoria, con prurito, escamas y grasienta. Hay *despigmentación* en el pelo y piel, pérdida de la piel alrededor de los ojos primero y después en todo el cuerpo, llegando a notarse alteraciones en los genitales y malformaciones embrionarias.

Todas estas alteraciones son muy normales en los animales pero menos frecuentes en los humanos, los cuales suelen padecer dermatitis benignas que ceden pronto al tratamiento. Estas patologías se centran en las extremidades, son de aspecto escamoso, seco y grisáceo y es normal el *cansancio*, la apatía y la *anemia*.

En los niños hay dermatitis seborreica, eritrodermia descamativa y anemia, apareciendo cierto retraso físico y mental, con *alopecia*, conjuntivitis y defectos de la inmunidad en los linfocitos.

Su déficit produce alteraciones en el funcionamiento de todas las células y tejidos corporales, que se manifiestan en un marcado decaimiento de energía en el cerebro los que produce trastornos del estado de ánimo, cansancio crónico y depresión; en el deterioro y caída de cabello causando alopecia; en la piel ocasionando dermatitis seborreica, exfoliativa y eczema; en la lengua provocando inflamación (glositis).

La insuficiencia de biotina suele también producir desordenes neuromusculares como mialgia y fibromialgia (dolores musculares), anemia, incremento de colesterol sanguíneo, alteraciones del ritmo cardiaco, depresión de las funciones inmunológicas, alteración de la digestión y metabolismo de macro-nutrientes y malformaciones congénitas.

Enfermedades carenciales

Las necesidades diarias son difíciles de precisar ya que las bacterias intestinales la sintetizan en grandes cantidades, eliminando por orina el sobrante, siendo la cantidad normalmente ingerida de hasta 300 mg diarios. Sin embargo, en los estados carenciales apenas se utilizan más de 5 mg/día por vía intramuscular, produciéndose una respuesta espectacular en pocos días.

APLICACIONES ORTOMOLECULARES

Alteraciones de la piel y el cabello.

Previene o alivia la depresión y la apatía.

Interviene en la formación de la glucosa a partir de los carbohidratos y de las grasas y ayuda a la insulina a regular los niveles de azúcar en la sangre. Trabaja en conjunto con la insulina para regular el azúcar en la sangre, por lo que es importante para los diabéticos.

Incrementa la producción endógena de RNA, favoreciendo la expresión genética por lo que probablemente reduzca o revierta el ritmo de envejecimiento y la aparición de las enfermedades degenerativas.

Por su papel para prevenir malformaciones congénitas y probablemente enfermedades genéticas.

ÁCIDO PARAAMINOBENZOICO
P.A.B.A. Factor H

Características

El PABA es un aminoácido aromático que se cree forma parte de las vitaminas del grupo B, el cual tiene una importancia vital en el metabolismo celular. En presencia de las sulfamidas, los gérmenes que habitualmente viven en el intestino (flora intestinal saprofita), no distinguen éstas del ácido PAB que les es vital y mueren, provocando multitud de trastornos.

Además de su misión en asegurar una flora intestinal bacteriana sana, parece influir en el funcionamiento de diversas glándulas endocrinas y en la formación del ácido fólico.

Derivado del ácido benzoico, a esta sustancia amarillenta, cristalina, ligeramente hidrosoluble, se la considera una vitamina B por su presencia en el hígado y la levadura de cerveza.

Debido a su gran eliminación y poca capacidad de acumularse en el organismo, hay que darlo en dosis altas en los posibles estados carenciales, llegando incluso a los dos gr/día si se quieren lograr concentraciones en sangre útiles. Después de los tratamientos con sulfamidas y aureomicina es imprescindible administrarlo para restablecer la flora intestinal, teniendo especial precaución en no emplearlo simultáneamente ya que quedaría anulada la acción del antibiótico. Solamente en caso de alergia demostrada se hará necesario administrarlo conjuntamente.

APLICACIONES ORTOMOLECULARES

Dado que no se conocen carencias específicas del PABA, nombraré otras patologías en las cuales se ha demostrado ser activo, aunque quizá en tratamientos prolongados y dosis altas.

Envejecimiento, según la terapia de la doctora Aslan, la cual lo utiliza con éxito unido a la procaína.

Es un potente y eficaz fungicida aplicado en la piel, a la cual protege actuando contra la mayoría de los *hongos*.

Tiene un interesante papel en la fertilidad humana, mejorando la *libido* y corrigiendo las amenorreas recientes.

Provoca un aumento pasajero de la temperatura cutánea, por lo que está indicado en personas especialmente sensibles al frío.

Tiene una utilidad especial en la Fiebre de las Montañas Rocosas, en el Tifus exantemático y en el tratamiento de las Rickettsiosis, así como en ciertas Leucemias y en todas las enfermedades en las cuales son útiles los salicitatos, ya que aumenta la concentración sanguínea de éstos.

También se le emplea con éxito moderado en afecciones como *Vitíligo* (despigmentación cutánea), canicie precoz, *alopecia*, dermatitis ampollosa, seborreas y fibrositis.

Localmente es muy útil para el *Pie de atleta* y las tiñas inflamatorias.

Últimamente se ha demostrado su gran utilidad en el tratamiento sintomático y resolutorio de las enfermedades exantemáticas infantiles, tales como el *sarampión*, la rubéola y la escarlatina, así como en la psoriasis.

COLINA
Vitamina B7, vitamina J

Considerada como un factor más del complejo vitamínico B a partir de 1932, la Colina tiene detrás de sí muchos años de investigación aunque se tardó bastantes años en considerarla un factor esencial en la dieta de las personas.

Es muy importante para el control de las grasas y del colesterol, impidiendo los depósitos de grasa en el hígado. Facilita el movimiento de las grasas en las células; ayuda a regular los riñones, hígado y vesícula; importante para la transmisión del impulso nervioso; ayuda a mejorar la memoria.

Funciones orgánicas

Se convierte en betaína (un importante donador en funciones de transmetilación) y en forma de acetilcolina es un mediador en la transmisión nerviosa.

82

Previene la acumulación de cantidades anormales en el hígado, aumenta la producción de fosfolípidos, es un factor de crecimiento para el metabolismo de muchos microorganismos y tiene un papel decisivo en las funciones musculares, nerviosas y en la estructura celular, así como en el transporte de los triglicéridos.

Forma parte de los fosfolípidos como la lecitina y esfingomielina, por lo que su presencia es imprescindible para las buenas funciones cerebrales y nerviosas.

Evita la formación de cálculos biliares y previene la degeneración hepática.

Mejora la capacidad intelectual, el aprendizaje y la memoria.

Enfermedades carenciales

Su carencia determina infiltración grasa del hígado, especialmente en el alcoholismo y la carencia de proteínas. Este efecto es mucho mayor si la dieta tiene carencia de hidratos de carbono.

Su carencia aguda produce degeneración hemorrágica de los riñones y lesiones en la articulación tibio tarsiana.

APLICACIONES ORTOMOLECULARES

Se utiliza ampliamente para el tratamiento de todas las afecciones grasas del hígado y en la arteriosclerosis, ya que impide que se formen depósitos grasos en las paredes vasculares. Las necesidades diarias están establecidas entre 300 y 1.000 gramos diarios y la dosis terapéutica apenas si es superior a los 10 mg/día.

Alteraciones en la coagulación sanguínea, mala circulación y cardiopatías.

Envejecimiento cerebral precoz, enfermedad de Alzheimer, demencia senil y parkinsonismo.

Riesgo de trombosis.

Mejorar la memoria.

Evitar la acumulación de grasas en el hígado y vasos sanguíneos.

Controlar el nivel de colesterol.

Ayuda a la concentración mental.

INOSITOL
Vitamina B8, Vitamina I, Meso inositol

Funciones orgánicas

Aunque todavía no se conoce con precisión su función metabólica, parece ser que es un factor de crecimiento importante, al menos en los animales de laboratorio y que es un componente esencial de los fosfolípidos.

Un detalle muy controvertido es su acción antimetabólica, impidiendo la absorción del calcio y el hierro de la dieta al encontrarse en su forma natural como ácido fítico (fitina) o liposterol. Este compuesto es efectivamente un bloqueante de esos dos minerales pero solamente en su estado primitivo ya que cuando se ingiere es inactivado por los jugos gástricos, transformándose ya en inositol.

APLICACIONES ORTOMOLECULARES

Aunque no se le conocen enfermedades carenciales, ya que se encuentra ampliamente distribuido por toda la naturaleza, se puede utilizar para un mejor aprovechamiento de los fosfolípidos de la dieta, mejorando así la absorción de grasas, evitando la acumulación de lípidos en el hígado, especialmente si lo asociamos a la colina.

También parece ser que tiene un buen efecto antialopécico (caída del cabello) y que estimula el crecimiento infantil. Algunos autores han señalado que su carencia estaría relacionada con la pérdida del pelo de las cejas y las pestañas.

Con el paso de los años las reservas de inositol parecen descender y ello se nota en una disminución en la transmisión de los impulsos nerviosos, lo que motiva reacciones más lentas. Además, también disminuye la cantidad que normalmente se encuentra en el semen, lo que quizá explique algunas infertilidades.

Reduce el nivel de colesterol.

Ayuda al tratamiento de la diabetes.

Combate el agotamiento general.

VITAMINA B-12
Cobalamina, cianocobalamina

Características

La molécula de la B-12 contiene cobalto y se trata de una sustancia higroscópica cristalina de color rojo, soluble en agua y alcohol, aunque no en acetona o éter. En su forma activa, incluso como hidroxicobalamina, está íntimamente ligada a las proteínas siendo estable a la temperatura ambiente, moderadamente estable a los ácidos y álcalis y muy sensible a los rayos ultravioleta. Un dato curioso es que incluso la vitamina C la ataca, como también lo hace la B-1, alterando ambas su estabilidad y con mucha más intensidad la nicotinamida. El problema parece estar no tanto en estas vitaminas sino en sus productos de descomposición, lo que obliga a tomar precauciones especiales y no administrar la vitamina B-12 en unión a estos componentes.

Respecto al factor intrínseco, secretado por las células parietales de la mucosa gástrica, parece ser que tiene un punto de unión con la B-12 ayudándola a penetrar mejor a través de las vellosidades intestinales, aunque en el proceso final penetra en la célula en solitario.

En el plasma la encontramos como metilcobalamina e hidroxicobalamina unida ya a proteínas específicas, aunque la mayor parte se concentra en el hígado, eliminándose por bilis y en menor proporción por riñón.

En unión al ácido fólico interviene en la síntesis de las nucleoproteínas y en la del ADN, estando ambas interrelacionadas en la producción de ácidos nucleicos y de ahí la alteración de estos compuestos en las carencias de B-12.

Funciones orgánicas

Es constituyente esencial de las proteínas.

Interviene en la síntesis de la colina.

Facilita la formación de creatina y actúa como una reserva energética a nivel del ATP muscular.

Está íntimamente ligada al ácido fólico, siendo necesaria para el suministro de éste a nivel hepático.

Mantiene el glutatión en estado reducido, evitando alteraciones en el metabolismo de los hidratos de carbono.

Interviene en el metabolismo de los lípidos.

Es imprescindible en la actividad del Coenzima A.

Imprescindible en la hematopoyesis y la maduración de la médula espinal.

Es un factor esencial para fijar y distribuir las grasas en los lugares adecuados.

Enfermedades carenciales

La *anemia perniciosa* es la forma clínica más conocida, aunque en la actualidad está más extendida la anemia ferropénica. Las alteraciones clínicas tardan muchos meses en declararse y esto suele ocurrir cuando los niveles sanguíneos descienden de 0,1 mg. La sintomatología comprende cansancio extremo, hipotensión, palidez, alteraciones neurológicas de la médula, psicosis y atrofia óptica. En este sentido, es de destacar la ambliopía del fumador la cual está producida por el cianuro del humo del taba-co, el cual causa una mayor eliminación de B-12. También hay una atrofia de la mucosa gástrica la cual deja de segregar factor intrínseco, lo que impide que las dosis de vitamina B-12, tanto la procedente de alimentos como las terapéuticas, puedan ser absorbidas.

La dosis terapéutica debe ser pequeña ya que se ha demostra-do que cantidades de un miligramo diario provocan cierta depen-dencia. La forma parenteral se reservará para la coenzima diben-cozide, acompañado por extracto hepático total, el cual se ha demostrado que tiene incluso una capacidad antianémica supe-rior a la misma B-12. Una vez lograda la curación, bastarán 30 mcg. una vez al mes para consolidar los resultados.

APLICACIONES ORTOMOLECULARES

Como *anabolizante* no hormonal.

Como antialérgica y *analgésica*.

En dosis de 120 mcg diarios repartidos en cuatro veces, se logra una mejoría considerable en el tratamiento de la *poliomie-litis*, restableciéndose los reflejos y disminuyendo los dolores y la parálisis. Si las alteraciones ya están sólidamente instauradas, el tratamiento con B-12 determina al cabo de una semana una recuperación del tono muscular, una influencia favorable en la atrofia y un aumento de la energía general.

También es útil en los niños prematuros para estimular el cre-cimiento y reforzar las defensas, en casos de desnutrición, en el

Lupus eritematoso, la psoriasis y las enfermedades infecciosas.

Se ha demostrado también su utilidad en la anorexia, la *polineuritis*, la neuralgia del trigémino, el asma, los reumatismos, las cefaleas, la esclerosis en placas y la *hepatitis*.

Otros estudios demuestran su validez en el *hipertiroidismo* y en las *diarreas nocturnas* de los diabéticos.

VITAMINA B-15
Acido pangámico

Características

El ácido pangámico es ante todo un aportador de oxígeno, aunque habría que definirlo mejor como un ahorrador, ya que facilita la absorción de oxígeno en todos los tejidos y es capaz de aprovechar cualquier molécula del preciado elemento, especialmente en aquellas enfermedades que cursan con anoxia.

Los científicos que verdaderamente se molestaron en investigarlo encontraron, además, que este efecto sobre el oxígeno le convertía en un eficaz antienvejecimiento, ya que aumenta la absorción de oxígeno en la sangre y los tejidos, precipitando, además, la eliminación de los deshechos orgánicos. Es, además, un agente que desintoxica al hígado y facilita la regeneración celular.

Promueve los procesos de oxidación en general, incluida la glucosa, mejorando la respiración celular.

Mejora el metabolismo de las proteínas a nivel muscular y evita la acumulación de grasas en el hígado.

Evita la formación de los radicales libres, es un antitóxico ambiental y neutraliza los efectos perjudiciales del alcohol a nivel cerebral.

Favorece la acción de la colina y la metionina, mejora el sistema defensivo y evita los excesos de colesterol.

Efectos terapéuticos

De manera general, sabemos que alivia los dolores precordiales de los cardíacos, normaliza la respiración y las pulsaciones, aumenta la vascularización cerebral en personas con arteriosclerosis y mejora la respiración tisular en general.

Tiene una marcada acción antitóxica, favorece el riego sanguíneo, normaliza las cifras de tensión altas y posee acción diurética.

A nivel muscular aumenta la síntesis de la creatinina, especialmente del músculo cardíaco y *mejora el aprovechamiento del oxígeno por los músculos.*

Otros efectos notorios son su comportamiento como rápido y potente *antidepresivo*, así como un *energético* intenso que es capaz de retrasar los efectos de la fatiga en los deportistas.

APLICACIONES ORTOMOLECULARES

Se cree que tiene efectos positivos en la esclerosis múltiple, la distrofia muscular progresiva, la insuficiencia respiratoria, la *angina de pecho* y la miocarditis, aunque estas acciones no están suficientemente contratadas.

Se le han atribuido acciones positivas en la diabetes, las jaquecas vasculares, el asma, la fiebre reumática y el reumatismo.

En los últimos años hay investigadores que afirman que es adecuado utilizarlo en el Sida, el cáncer y hasta en los problemas de aprendizaje de los niños. Dado que las investigaciones sobre este nutriente están poco divulgadas, no es probable que se llegue a una pronta conclusión.

VITAMINA B17
Laetril, amigdalina o nitrilosida

La vitamina B-17 se compone de dos unidades de glucosa, una unidad de benzaldehido y una de cianuro, estrechamente ligadas. Estas dos últimas al estar ligadas dentro de la molécula de B-17, las hace totalmente inerte y sin efecto sobre los tejidos vivos. Al estar en presencia de tejidos sanos donde abunda la enzima rodanasa, se neutraliza al cianuro al ser transformado en subproductos que resultan en nutrientes benéficos para el organismo; a la vez, oxida el benzaldehido y lo convierte en un compuesto no tóxico -ácido benzóico-. Esta vitamina se encuentra en grandes cantidades es las nueces del albaricoque y las almendras amargas.

APLICACIONES ORTOMOLECULARES

La vitamina B17 es un agente quimioterapéutico completamente natural que es capaz de combatir las células malignas cancerosas por su alta concentración en la enzima glucosidasa, la cual libera el cianuro y el benzaldehido, y con ello provocar la muerte química de estas células malignas con mayor eficacia que el cianuro solo.

Por otro lado, las células normales sanas contienen la enzima rodanasa, que es la que neutraliza el cianuro que se pueda dispersar y tener contacto con células sanas, y lo hace convirtiendo el cianuro en el compuesto no toxico llamado 'thiocyanate'.

VITAMINA U
Ácido menínico, S-metil-metionina

Hace años, el Dr. Garnett-Cheney, profesor de medicina en la Escuela Médica de Stanford, publicó un informe acerca del uso de la Vitamina U en el tratamiento de la úlcera gástrica, afirmando que de los 65 casos informados, se curaron 62 al cabo de tres semanas. Con el fin de no falsear los resultados no impuso ningún tipo de dieta diferente, ni se añadió ningún compuesto químico. A pesar de ello, y después de un tímido intento para comercializarla, esta vitamina desapareció de las estanterías de las farmacias.

Presente en el jugo de col, berza o repollo, la cocción destruye la mayor parte de esta vitamina, lo que implica que solamente el jugo crudo la contiene en suficiente cantidad.

APLICACIONES ORTOMOLECULARES

Reflujo esofagogástrico.
Úlceras gástricas crónicas
Gastritis crónica
Colitis ulcerativa
Hernias diafragmáticas
Úlceras pépticas.
Úlceras en general, incluso cutáneas

ÁCIDO URÓTICO
Vitamina B13

El ácido orótico es un compuesto intermedio en la síntesis de las pirimidinas, que nuestro organismo sintetiza en cantidades suficiente, salvo que por causas metabólicas se elimine por orina.

Un suministro excesivo de vitamina B1 puede afectar la producción de tiroxina de la glándula tiroides y causar pérdidas en ciertas vitaminas del grupo B, entre ellas el ácido erótico. También resulta afectada por la luz solar y la cocción.

Se sabe que metaboliza el ácido fólico y la vitamina B12, que ayuda en el tratamiento de la esclerosis múltiple y posiblemente previene ciertos problemas hepáticos y vejez prematura.

Se trata de un excelente vehículo portador de cationes que tiene la particularidad de atravesar las membranas celulares y de fijarse en el interior de las células, donde es solicitado por ser un precursor de las bases cromosómicas.

APLICACIONES ORTOMOLECULARES

Hepatoprotector
Favorece el metabolismo de las proteínas
Impide la degeneración hepática
Acción desintoxicante en casos de alcoholismo.

VITAMINA C
Ácido ascórbico

Características
Se trata de una sustancia blanca, soluble en agua y muy estable en forma seca, aunque se oxida con facilidad disuelta en líquido, en presencia de oxígeno, en un medio alcalino o con el calor. Cristalizado es estable en el aire.

Está ligada el ácido nucleico del citoplasma por intermedio del hierro.

En el organismo humano hay varias sustancias que tienen actividad como vitamina C, aunque la más activa es el ácido L-ascórbico, siendo el D-ascórbico el menos eficaz.

Mientras que la mayoría de los animales pueden sintetizar su propio ácido ascórbico, el hombre depende exclusivamente de fuentes externas, aunque su absorción es muy fácil a nivel intestinal, salvo en la vejez o en presencia de cobre o infecciones intestinales.

Se almacena muy pobremente, aunque las enfermedades carenciales no aparecen sino después de muchos meses de carencia, centrándose primeramente en los tejidos y fluidos orgánicos, ya que la glándula suprarrenal y el hígado mantienen niveles altos durante mucho tiempo. Solamente la estimulación forzada de la glándula suprarrenal por la hormona adrenotropa (ACTH), agota sus reservas.

El producto final del catabolismo del ácido ascórbico es el ácido oxálico, el cual se elimina por orina, aunque en algunas especies también lo hace por vía oxidativa, como bióxido de carbono.

Se almacena en los tejidos de la glándula suprarrenal, el riñón, hígado y bazo, y otra cantidad permanece libre en el suero para cubrir las necesidades diarias estimadas en 0,5 mg por kilo de peso, lo que equivale a 30 mg diarios en un adulto. Estas necesidades aumentan hasta los 150 mg en el embarazo, la vejez y las enfermedades infecciosas.

Funciones corporales

Participa en la oxidación de ciertos aminoácidos, incluyendo a la tirosina.

Ayuda a la conversión del ácido fólico en folínico y a su almacenamiento.

Desempeña un papel esencial en el transporte del hierro, el

cual se combina con una proteína para almacenarse como ferritina, facilitando posteriormente su absorción intestinal.

Es necesaria para la elaboración del cemento intercelular, para el crecimiento y la regeneración de tejidos, estimulando, por tanto, la cicatrización en las heridas.

Posee un efecto estimulante de la actividad fagocitaria de los linfocitos, ayuda a la formación de los anticuerpos y es componente esencial de las fibras colágenas. Mejora la resistencia orgánica en caso de infecciones y estimula la formación de hormonas suprarrenales.

Ayuda al mantenimiento del tejido conectivo, tejido osteoide del hueso y la dentina de los dientes.

Es necesaria para la recuperación de la piel en las quemaduras.

Interviene en los sistemas oxidativos del organismo, en el metabolismo de la fenilalanina y la tirosina y activa la prolina y la lisina, protegiendo también al ácido fólico.

Posee actividad inhibidora en los procesos alérgicos y es antitóxica frente a numerosos agentes patógenos, ya sean medicamentosos, ambientales o alimentarios.

Actúa sobre todas las glándulas endocrinas y se la encuentra a nivel del hígado y los músculos.

Estimula el metabolismo intermedio y la respiración celular y favorece la hematopoyesis.

Mejora la coagulación de la sangre haciendo más activa la trombina y obra en sinergia con la vitamina P en la protección de la pared vascular.

Estabiliza las sales ferrosas.

Posee una moderada acción diurética.

Enfermedades carenciales

Escorbuto: En los adultos permanece latente durante 3 a 12 meses y se manifiesta con debilidad, cansancio muscular extremo, encías sangrantes, pérdida de peso y artralgias diversas. Aparecen pequeñas hemorragias en las uñas, las encías están hinchadas, se mueven los dientes por falta de soporte y puede darse gangrena en esa zona.

Las heridas no cicatrizan y se pueden abrir de nuevo las antiguas, hay hemorragias en cualquier parte del cuerpo, falta de orina, edema de los tobillos y débil resistencia a las infecciones.

La enfermedad se declara sin fiebre, con hipotensión, palidez y falta de apetito y con las articulaciones hinchadas y muy sensibles a la presión.

Puede haber anemia, ahogo, palpitaciones y debilidad mental.

El escorbuto del niño (Moller-Barlow), ataca a los niños de seis a dieciocho meses, especialmente si son alimentados con leches hervidas, esterilizadas o en polvo, y no reciben zumos ricos en esa vitamina. Los síntomas son similares a los del adulto pero más graves y comienzan con flaccidez general, hinchazón del vientre, edemas en piernas y vulva, fracturas por extrema fragilidad ósea y ni siquiera se pueden sentar por los dolores en la cadera.

Ambas enfermedades se pueden evitar administrando profilácticamente 100 mg de vitamina C por día cuando se sospechen carencias. Cuando la enfermedad está ya declarada son necesarios hasta 250 mg/día durante varios meses, aunque hay autores que recomiendan dosis más altas al principio para lograr una rápida saturación. En este sentido hay muchas controversias y es difícil adoptar una postura exacta, ya que las dosis van desde apenas 100 mg/día hasta los 10 gr/día.

APLICACIONES ORTOMOLECULARES

Hemorragias, sobre todo de las encías y la retina. En traumatismos con derrames, en las úlceras sangrantes, en la hematuria y, en resumen, en cualquier proceso que curse con hemorragia aunque no exista carencia de vitamina C.

Alteraciones óseas y dentarias, para reforzar la dentadura.

Disminución de la resistencia en *infecciones*, especialmente en los meses de invierno y como preventiva de *estados* gripales. En dosis altas produce un aumento en los niveles de gamma-globulinas y estimula la capacidad de adaptación de la glándula suprarrenal.

Enfermedades gastrointestinales, como hipocloridia o flora intestinal anormal. En las *colitis* ulcerosas, úlcera duodenal o gástrica.

Geriatría y procesos de *envejecimiento* prematuro.

Anginas, para reforzar las defensas.

Anemias, especialmente en las ferropénicas ya que aumenta la absorción del hierro.

Lactancia, como preventivo del escorbuto.

Herpes, sobre todo el recidivante.

Cataratas, en las formas seniles unida a otras vitaminas.

Fracturas, para asegurar la consolidación.

Alergias, tales como asma bronquial, rinitis, urticarias, etc.

Cansancio primaveral, como preventivo un mes antes.

Intoxicaciones medicamentosas o producidas por álcalis.

Enfermedad de Addison, y en todas las insuficiencias suprarrenales.

Antibioterapia, para reforzar las defensas, corregir los efectos secundarios y evitar resistencias bacterianas.

Hipotensión, cuando exista astenia, fatiga o psicoastenia.

Hiperpigmentación, del anciano.

Vómitos, por su acción estimulante del cuerpo lúteo, en los de la embarazada.

Esfuerzos musculares, en deportistas y para prevenir agujetas.

Alcoholismo, en las formas crónicas y para abortar efectos secundarios graves del medicamento Disulfiram.

Otras aplicaciones

Retraso del crecimiento, debilidad nerviosa, alteraciones del carácter, edemas, arteriosclerosis, reuma, endocarditis y miocarditis, caries, diabetes, disnea, tuberculosis cutánea, trastornos circulatorios, dolores articulares, aborto habitual.

VITAMINA P
Rutina, bioflavonoides

Aunque no se la considera una vitamina, al menos en el sentido de nutriente esencial que debamos ingerir con los alimentos, tiene una serie de propiedades farmacológicas muy interesantes, lo cual ha motivado su uso masivo tanto en medicina natural, como en cosmética, como medicamento. Realmente se trata de pigmentos brillantes que frecuentemente se encuentran en frutas y vegetales en compañía de la vitamina C, siendo los más conocidos la naranjina, hesperidina, rutina, flavones y flavonales.

Los bioflavonoides fueron primero descubiertos en las partes blancas de los cítricos y no en el jugo. Hay 10 veces más concentración de bioflavonoides en la parte comestible de la fruta que en el jugo exprimido.

Sabemos que algunos derivados fenólicos tienen una actividad vitamínica P muy alta, entre ellos la epicatequina, cuyo núcleo, además, es de la misma estructura de la vitamina E. La esculósica de la castaña y la cumarina tienen propiedades similares.

Mantiene la resistencia de la pared celular y las paredes capilares a la infiltración, previene los moratones, e intensifica el efecto de la vitamina C en el cuerpo, ayuda a detener las hemorragias y la rotura de los capilares, fortalece el tejido conectivo y proporciona una barrera proteccionista contra las infecciones.

Proporciona un efecto antiviral natural, antiinflamatorio y antia-lérgico.

Los síntomas de la deficiencia de bioflavonoides están rela-cionados con los de deficiencia de vitamina C. Entre estos se nota especialmente el aumento de la tendencia al sangrado o hemorragias y la formación de moretones con facilidad. Una deficiencia de vitaminas C y P podrían contribuir al reumatismo y a la fiebre reumática.

Acciones farmacológicas

Sabemos que la vitamina P disminuye la permeabilidad capi-lar y aumenta la resistencia de los capilares, protegiendo además de la oxidación a la adrenalina; efectos éstos sumamente impor-tantes como para tener en cuenta este nutriente.

Favorece la acción de la vitamina C, a la que protege de la oxidación, por lo que se piensa que el escorbuto es una avitami-nosis de vitaminas C y P.

Es un factor de eficacia antihemorrágica.

Es necesaria para que el riñón filtre adecuadamente y ayuda al buen funcionamiento del hígado.

Tiene acciones positivas contra el neumococo.

Estimula el sistema nervioso simpático y el hígado.

APLICACIONES ORTOMOLECULARES

Predisposición a los hematomas y moretones.
Predisposición a las hemorragias.

Úlceras en general.

Laberintitis, una enfermedad del oído interno.

Asma ha sido tratado con éxito con la administración de bioflavonoides.

Protección contra las radiaciones.

Prevención del aborto espontáneo.

Capilaridad de la esclerótica ocular en los diabéticos.

Leucorrea o flujo menstrual irregular.

Sangrado excesivo por la aplicación del DIU.

Efecto antidepresivo.

Terapia de apoyo en la esquizofrenia.

Escorbuto, y en todos los síndromes pseudo escorbúticos con fragilidad capilar.

Púrpura vascular, en todas sus variantes y etiologías, salvo la trombopénicas.

Hemorragias, en todas las espontáneas, nefritis, epistaxis y en todo déficit de coagulación.

Inflamaciones serosas, como poliartritis, pericarditis, neuritis, peritonitis, iritis o mixedema.

Edemas, sobre todo los de las pantorrillas.

Sulfaminoterapia, y en los tratamientos radioterápicos y administración de bismuto.

Dermatitis, por procesos tóxicos internos, en la dermatosis, neurodermitis y eczema.

Oftalmología, en los procesos que cursen con congestión ocular matutina.

Verrugas, en unión a la vitamina A.

Síndrome de las manos frías, por insuficiencia circulatoria, así como manos rojas en invierno.

Capítulo 3

MINERALES Y OLIGOELEMENTOS

En principio, cubrir nuestras necesidades en cuanto a minerales se refiere no tendría que ser difícil ya que se encuentran mejor distribuidos por la naturaleza que las vitaminas, pero al igual que ocurre con éstas la mano del hombre es capaz de desequilibrar un alimento que en su estado natural es perfecto. El afán por presentar los alimentos con un color impecable, con unas formas geométricas estéticas, envasado y conservado de manera que aguante días y hasta semanas en los depósitos, hace que se pierdan en el proceso aquellos nutrientes más sensibles a la manipulación, entre ellos los minerales.

MINERALES

CALCIO

De todos los minerales presentes en nuestro organismo el calcio es, sin lugar a dudas, el elemento más importante ya que supera con mucho su presencia respecto al resto, llegando a constituir hasta el 2 por ciento del peso corporal, o lo que es igual, unos 1200 gramos en el adulto. De esta cantidad el 99 por ciento se distribuye entre los huesos, tejidos duros y dientes.

Tal es su proporción que del total de minerales que existen en el cuerpo humano el 39 por ciento de ellos está como calcio y solamente una ínfima parte, apenas el 1 por ciento de esa cantidad, se encuentra en la sangre, líquidos extracelulares y en el interior de las células. Pues es precisamente esa pequeña porción la que cumple una misión vital para la salud.

Alrededor de 700 gramos entran y salen diariamente del sistema óseo en forma de fosfato y carbonato de calcio y una pequeña proporción lo hace como fluoruro y magnesio. Los vasos sanguíneos y linfáticos, la médula ósea y la sangre pasan a través de la matriz y los minerales se difunden así al líquido extracelular.

El hueso, además, es una parte viva y cambiante de nuestro organismo y por ello cada seis años el calcio es reemplazado totalmente de nuestro cuerpo y ayuda a una serie de funciones y reacciones físicas entre las que se encuentran la contracción muscular, la coagulación sanguínea, la reacción nerviosa a los estímulos, la utilización adecuada del hierro alimentario, etc.

El calcio de los dientes es similar aunque con una presencia mayor de fluoruros y constituye una reserva mineral en caso de carencias, por lo que podemos considerar las caries y la mala formación de los dientes como una señal de alarma en relación con el metabolismo del calcio y no tanto del flúor como se insiste. Otra reserva no menos importante se encuentra en los líquidos extracelulares, especialmente en las trabéculas de los huesos largos y el organismo lo utilizará en caso necesario aunque para ello tenga que descalcificar al hueso. A fin de cuentas, un hueso con poco calcio no compromete la salud, pero si esta carencia abarca a la sangre las consecuencias pueden ser muy graves.

Afortunadamente y como ya hemos dicho, el hueso es un elemento vivo en continua renovación y una carencia no altera su estructura, pudiéndose restablecer su porcentaje de calcio en pocos días. Por desgracia y como también ocurre con el resto del cuerpo, la función regeneradora se va debilitando con el paso de los años y el hueso puede perder más calcio del que puede retener. Es como si perdiera la memoria y a pesar de disponer de suficiente cantidad de calcio no pudiera asimilarlo ni fijarlo.

No obstante, y esto hay que resaltarlo, no es la "descalcificación" la causa de las enfermedades degenerativas del hueso, sino la alteración en las células óseas. Los *osteocitos* son como los sensores del tejido óseo en la fase de reposo muscular y óseo, transformándose en *osteoblastos* cuando hay movimiento. Los *osteoblastos* son realmente las células del hueso, las que forman el tejido óseo, mientras que otras células llamadas *osteoclastos* son las que degradan y reabsorben hueso. Para entender mejor este proceso hay que pensar en los huesos como algo vivo y en continua renovación, durante la cual deben salir las células viejas (osteclastos), para dar lugar a que puedan entrar las nuevas u osteoblastos. Este proceso solamente puede tener lugar si existe movimiento muscular. No hay nada, pues, que pueda "calcificar" los huesos, salvo el movimiento óseo y muscular. Además, una pérdida de masa ósea producirá inevitablemente una degeneración de la médula ósea roja que se encuentra en los huesos cortos y planos y en las epífisis, ocasionando una pobreza en glóbulos rojos.

¿Y qué papel cumple entonces el calcio en este proceso? Cuando se consume calcio extra, tal y como erróneamente se recomienda en la menopausia, las hormonas cálcicas segregadas por la glándula paratiroides aumentan su actividad para evitar una concentración excesiva, lo que ocasiona una resorción (eliminación) del hueso mucho mayor. Las consecuencias son muy graves, pues no solamente hay una pérdida en la calidad del hueso, sino que el calcio excedente pasará a sangre, aumentando su índice de coagulación (lo que ocasionará trombosis), endureciendo la pared vascular que ocasionará arteriosclerosis, hipertensión y cardiopatías, pasando el resto a ser eliminado por riñón y vesícula biliar en dirección al duodeno, lo que generará cálculos y calcificaciones.

Para evitar esto, los médicos simultanean las dosis extras de calcio con la calcitonina, una hormona que extrae el calcio de los huesos en dirección a la orina, agudizando el efecto pernicioso en los túbulos renales. Así, la calcitonina, primariamente, rebaja el nivel de calcio en sangre, pero no puede lograr que se fije en el tejido óseo, algo que solamente es posible mediante la vitamina D y el ejercicio. La conclusión está clara: los tratamientos actuales contra la osteoporosis son erróneos y no contribuyen a mejorarla, sino a empeorarla, lo que se demuestra mediante las densiometrías de control. Solamente el ejercicio continuado y la acción del sol pueden mitigar esta enfermedad, aunque también depende del tipo de vida anterior que haya seguido el enfermo. Poco se puede hacer en la vejez, cuando la juventud ha sido un cúmulo de errores.

Si usted ha aumentado la densidad ósea de sus huesos mediante el tratamiento combinado de calcio y calcitonina quizá piense que esto que le digo es un error, pero nada más lejos. Lo que ha ocurrido es que las sobredosis de calcio han agotado prematuramente la función de los osteoblastos y osteoclastos, ocasionando que meses después sus huesos entren ya en una situación de osteoporosis irreversible. Es como tomar anfetaminas para seguir trabajando cuando estamos agotados.

Y referente a las necesidades extras de calcio, teniendo en cuenta que se trata de uno de los minerales más abundantes, los alimentos deberían bastar para cubrir las necesidades, salvo que existan los siguientes factores negativos:

Una disminución en la acidez gástrica (toma de alcalinos, leche y antiácidos), ya que el calcio es muy soluble en presencia de ácido clorhídrico y así logra su absorción a través del intestino delgado.

Carencia de vitamina D que ocasiona que el calcio se absorba antes de llegar al colon, donde ya no se puede absorber.

Presencia de lactosa, ya que al unirse ambos forman un compuesto que aumenta la precipitación como complejo insoluble. Los lácteos, por tanto, y en contra de la creencia popular, "descalcifican" los huesos.

Carencia de grasas en la alimentación.

Insuficiencia de proteínas para formar compuestos quelatos

que faciliten su metabolización. No obstante, un consumo alto puede ser contraproducente.

FACTORES QUE CONTRIBUYEN A UNA CARENCIA:

Poco ejercicio físico o inmovilización por enfermedad. Los huesos pierden la propiedad de atraer el calcio y retenerlo, eliminando la mayoría del consumido con la dieta.

La toma de alimentos alcalinos o medicamentos utilizados para combatir la acidez gástrica.

Tomar alimentos muy ricos en ácido oxálico el cual se combina con el calcio formando así oxalato cálcico, una mezcla no absorbible y que puede dar lugar a formación de cálculos.

Ingestión exagerada de alimentos ricos en ácido fítico, rico en fósforo, el cual forma fitato cálcico insoluble. No obstante esta teoría parece que era mal intencionada, promovida por los detractores de la alimentación vegetariana, ya que según comprobaciones posteriores demostraron que el ácido fítico es destruido, o bien en el proceso de elaboración del pan integral, o bien por la acción de los propios jugos gástricos.

Ingesta insuficiente por regímenes drásticos y continuados para adelgazar.

Aumento de las necesidades, especialmente en embarazadas y lactantes, niños en crecimiento, práctica de algún ejercicio intenso, tensión emocional prolongada, dolores crónicos o intensos, infecciones u operaciones quirúrgicas.

Traumatismos óseos que obliguen a una restauración del hueso.

Consumo elevado de fósforo, especialmente en tabletas o lecitinas. No obstante, y puesto que realmente el calcio debe metabolizarse como fosfato cálcico, una ingesta normal de fósforo es también un factor positivo. Cuando ingerimos calcio extra, nuestras reservas de fósforo siempre estarán comprometidas.

Exceso de grasas saturadas en la alimentación las cuales forman un compuesto insoluble con el calcio.

Consumo extra de fibra dietética (salvado, en especial).

Menopausia y cualquier alteración en la mujer que produzca poca cantidad de estrógenos. Estructuralmente, los estrógenos no estimulan los osteoablastos, sino que inhiben su actividad y su número, así como el flujo de calcio hacia los huesos, restringiendo la eliminación de calcio desde éstos. La consecuencia es que los estrógenos evitan la excesiva regeneración del hueso, aunque la terapia hormonal sustitutiva se ha comprobado como especialmente negativa. La explicación es que el cuerpo humano de la mujer logra un equilibrio gracias a las hormonas segregadas por los ovarios, los andrógenos producidos por la glándula suprarrenal, y las que segrega la paratiroides. Cualquier terapia hormonal contribuirá a agudizar el desequilibrio propio de la edad, ocasionando un aumento de los osteoblastos y una disminución de los osteoclastos. La renovación ósea, por tanto, no se puede realizar.

Hiperfunción de la glándula tiroides y/o paratiroides, ésta última porque aumenta las necesidades de calcio.

Uso continuado de diuréticos.

FUNCIONES ORGÁNICAS

Construir y reconstruir los huesos y dientes.

Indispensable para la actividad del ATP, lo que permite la liberación de energía a nivel muscular.

Necesario en la coagulación de la sangre por su papel en la producción de fibrina y la estimulación de la tromboplastina por las plaquetas, permitiendo el paso a trombina, en unión a la vitamina K.

Controlar la permeabilidad de la membrana celular y el paso de los nutrientes, en unión a la lecitina.

Indispensable en la transmisión nerviosa de los músculos, entre ellos el corazón, manteniendo el tono muscular y el número de latidos en unión al potasio, el magnesio y el sodio.

Favorece el sueño y controla los excesos de hiperexcitabilidad emocional.

Equilibra la relación ácido-base de la sangre.

En el embarazo ayuda a la liberación de la hormona prolactina para que se produzca la lactancia.

Controla los niveles altos de histamina.

Evita la acumulación de metales tóxicos en el organismo.

Se calcula que las necesidades diarias de calcio de un adulto deben ser de al menos 800 mg aunque hay otros estudios que afirman que con solamente 500 mg es suficiente. Si tenemos en cuenta que las pérdidas por el proceso metabólico son de 320 mg diarios y que solamente se absorbe el 30% del calcio ingerido, es más lógico pensar que la primera cifra es la más correcta, especialmente si tenemos en cuenta que es necesario asegurar cierta cantidad de reserva para cubrir carencias futuras. Las necesidades de calcio son más altas en las niñas, especialmente a partir de los 16 años.

Aunque la frase de "comer para dos" que se decía de la embarazada ya nadie la tiene en cuenta, es cierto que hay ciertos requerimientos, entre ellos el del calcio, que necesitan duplicarse para cubrir las nuevas demandas. Afortunadamente la naturaleza es sabia y si la madre no ingiere estas dosis extra el organismo eliminará menos del que habitualmente se excreta y si aún no basta extraerá el calcio necesario de los huesos y dientes de la madre. Y este hecho hay que hacerlo extensivo a la lactancia. Posteriormente el recién nacido necesitará 600 mg de calcio por día y hasta un gramo al llegar a los 10 años, aumentando hasta casi el gramo y medio en la adolescencia.

ENFERMEDADES CARENCIALES

El *Hipoparatiroidismo*, una tendencia a la carencia de calcio acompañada de tetania y convulsiones, suele producirse como consecuencia a una operación quirúrgica en el tiroides. Si no es así, esta enfermedad suele darse por causas genéticas en la cual, o bien la glándula paratiroides no existe o está atrofiada. Otras enfermedades que producen síntomas similares son el addisonismo, la candidiasis, carencia de alguna proteína reguladora y ciertos anticuerpos aún no determinados.

La deficiencia de vitamina D es, sin embargo, la causa más extendida y esta puede estar producida por una alimentación inadecuada, poca exposición a la luz solar, enfermedades hepatobiliares o malabsorción intestinal. También, la toma continuada de barbitúricos y otros anticonvulsionantes provoca deficiencia funcional de vitamina D a causa de un aumento en su catabolismo. Además de estas causas puede existir una resistencia a la vitamina D que haga imposible su utilización en el metabolismo del calcio.

La enfermedad tubular renal a causa de una intoxicación por metales pesados o acidosis extrema, produce hipocalcemia lo mismo que la insuficiencia renal por fosfatos y no se puede tratar con vitamina D por ser muy peligrosa.

La *carencia de magnesio* debida a la dieta o a malabsorción produce poca producción de la hormona PTH.

La *pancreatitis aguda* disminuye los niveles séricos de calcio, lo mismo que la carencia de proteínas.

HIPERCALCEMIA

Los niveles excesivos de calcio son tan peligrosos como la carencia y se debe tratar como un caso de intoxicación urgente.

Las causas pueden ser:

Destrucción excesiva de la masa ósea por:

Exceso de hormona paratiroidea a causa de un hiperparatoroidismo primario o un carcinoma paratiroideo.

Una hipercalcemia tumoral en los procesos malignos.

Administración de calcitonina.

Procesos malignos con metástasis óseas en leucemias, linfomas, mielomas.

Hipertiroidismo.

Intoxicación por vitamina D.

Inmovilización en pacientes jóvenes. Enfermedad de Paget o ancianos con osteoporosis.

Por ingesta excesiva o aumento de la absorción intestinal del calcio a causa de:

Intoxicación por vitamina D.

Sarcoidosis y otras enfermedades similares crónicas.

Síndrome de la leche y alcalinos.

Concentración elevada de proteínas plasmáticas y otras causas como:

Mixedema, enfermedad de Addison y de Cushing.

Tratamiento con diuréticos tiacídicos.

Hipercalcemia infantil.

Estasis venosa prolongada mientras se obtiene una muestra de sangre.

Prueba de laboratorio falsa por utilizar vidrio contaminado.

APLICACIONES ORTOMOLECULARES

En todas las formas artrósicas, especialmente en las de la menopausia y vejez, en unión a la vitamina D y al magnesio.

Problemas dentarios con caries, piorrea y encías sangrantes, unido a la vitamina C.

Ulcera duodenal, colitis, diarreas y estreñimiento, junto a las vitaminas A, C y el magnesio.

En todos los traumatismos que cursen con fracturas óseas.

En época invernal y cuando exista tendencia al raquitismo, junto a la vitamina C.

Todo tipo de calambres, sean causados o no por carencia de calcio, así como en la tetania y convulsiones, unido a la vitamina B-6.

Vértigo y síndrome de Meniére, junto a la vitamina B-6.

Uñas frágiles, junto al hierro, sílice y vitamina A.

Anemia, diabetes y disfunciones glandulares en general, en unión al hierro.

Envejecimiento prematuro, junto a la vitamina F.

Alergias, asma, urticaria, shock anafiláctico, junto al manganeso.

Para favorecer el sueño. Es un sedante del SNC y disminuye la permeabilidad de su membrana.

Refuerza al músculo cardiaco actuando como un cardiotónico.

Trastornos de la coagulación, por déficit.

Tuberculosis, broncopulmonía.

Cáncer intestinal.

Tiene un efecto calmante natural.

Arritmias cardíacas.

Calambres musculares.

MAGNESIO

Es el cuarto catión más abundante en el organismo, siendo su contenido corporal de 2.000 mEq en un varón de 70 kilos, encontrándose casi la mitad en el hueso, no siendo fácilmente intercambiable con el que se encuentra en el líquido encefalorraquídeo que contiene apenas un 1% del total. El resto, ese 49%, se encuentra distribuido intracelularmente.

La concentración idónea del magnesio corporal se mantiene gracias a la ingesta alimentaria y al control renal e intestinal que se realiza, en parte controlado por la hormona PTH, la cual como sabemos también regula la cantidad de calcio. En caso de poca ingesta la eliminación fecal e intestinal prácticamente es nula, aunque esta facultad de regularlo se altera si la dieta es muy alta en fósforo y calcio.

El 30% del magnesio orgánico se encuentra ligado a proteínas, dependiendo esta unión del pH.

En la naturaleza se encuentra normalmente como carbonato de magnesio, siendo uno de los minerales más abundantes de la corteza terrestre, ya sea como la forma anteriormente dicha o como magnesita, dolomita, carnalita o epsomita.

Tiene un papel importante regulando la actividad neuromuscular del corazón; mantiene el ritmo del corazón; necesario para el metabolismo del calcio y de la vitamina C; convierte el azúcar de la sangre en energía. El magnesio es vital para muchas funciones metabólicas como la activación de enzimas para el metabolismo apropiado de las proteínas e hidratos de carbono. Es importante en la formación de huesos y dientes e importante para el metabolismo de fósforo, calcio, potasio, sodio, vitaminas B, C y E.

El magnesio está presente en el intestino delgado, siendo necesario para la absorción de la vitamina D. Necesario en la producción de testosterona y progesterona. Es esencial para la transmisión del impulso nervioso, crecimiento de los huesos, temperatura del cuerpo, y la salud arterial. El magnesio, en el equilibrio con el calcio, es importante para las contracciones musculares y vital para el ADN y producción de ARN.

FUNCIONES CORPORALES:

Activa una gran variedad de enzimas, entre ellas la fosfatasa alcalina y el trifosfato de adenosina.

Estabiliza la estructura macromolecular del ADN y del ARN.

Es necesario para la actividad del pirofosfato de tiamina, la forma activa de la vitamina B-1.

Interviene en el metabolismo del calcio y el fósforo.

Tiene un papel esencial en la relajación muscular.

Es cofactor en el metabolismo de la vitamina B-2.

Favorece el crecimiento estatural de los niños.

Tiene funciones similares al calcio, aunque son antagonistas si se encuentran en cantidades excesivas.

Evita la formación de cálculos de oxalato cálcico en los riñones.

Regula la temperatura corporal.

Es cofactor en la producción de diversas hormonas.

Su presencia es esencial en la transmisión de los impulsos nerviosos.

Mantiene los huesos, articulaciones, cartílagos y dientes en buen estado.

Regula el azúcar y el colesterol presente en la sangre.

Mantiene las contracciones cardiacas y regula su excitabilidad.

APLICACIONES ORTOMOLECULARES

Aunque el carbonato y el cloruro de magnesio son las formas dietéticas más habituales, es mejor ingerirlo como dolomita, aspartato de magnesio o quelato de magnesio, ya que a su gran absorción hay que añadir su poco efecto como laxante o irritativo gástrico.

Lo podemos emplear para:

Neuralgias.

Espasmos nerviosos.

Cefaleas.

Cólicos intestinales.

Calambres estomacales.

Tos convulsiva.

Dismenorreas.

Arteriosclerosis.

Arteritis obliterante.

Flebitis después del parto.

Trombosis.

Colitis amebiana.

Dispepsias y aerofagia.

Litiasis biliar.

Adenoma de próstata.

Cistitis de repetición.

Frigidez sexual.

Gota.

Fragilidad del cabello.

Dientes frágiles.

Otitis infecciosa.

Piorrea alveolar.

Catarros, asma, enfisema.

Opacidad del cristalino.

Preventivo del cáncer.

Psoriasis y vitíligo.

Insomnio.

Debilidad y astenia.

Dolores articulares.

Contracciones musculares dolorosas.

Espasmos en músculos pequeños, como los párpados.

Muecas, calambres y tics nerviosos.

Dificultad en mantener los pies quietos.

Síndrome de raíz cervical.

Estreñimiento.

Falta de coordinación muscular y poca destreza para el ejercicio.

Entumecimiento de las extremidades.

Episodios epilépticos.

Mala memoria.

Taquicardias.

Dificultad para tragar, con vómitos frecuentes por espasmo del esófago.

Dismenorreas.

Alteraciones de la personalidad como esquizofrenia, depresiones suicidas y ansiedad.

Miedo al futuro.

Ataxias.

Verrugas, papilomas, acné y eczemas.

Reumatismo.

FÓSFORO

El fósforo es importante para mantener el equilibrio con el calcio y magnesio. Juega un papel en cada reacción metabólica del cuerpo y es importante para el metabolismo de grasas, hidratos de carbono, y las proteínas para el crecimiento y la producción de energía.

FUNCIONES CORPORALES:

Desempeña un papel esencial en la producción de la energía a través de los alimentos al realizar la fosforilación.

Junto con el calcio es imprescindible para la formación de huesos y dientes.

Al ser un componente de los ácidos nucleicos ADN y RNA interviene en las características de la herencia.

Es componente del fosfato de creatina y del ATP, enzimas productores de energía a partir de la glucosa.

Esencial para formar las coenzimas de las vitaminas del grupo B.

Forma parte al unirse a ciertas grasas de los fosfolípidos, componente esencial de la membrana celular.

Actúa como amortiguador en los líquidos extracelulares.

Permite la transferencia de los impulsos nerviosos.

Estimula las contracciones musculares y cardiacas.

Regula el pH sanguíneo.

Controla al sodio, potasio, calcio y magnesio.

Se combina con vitaminas tan importantes como la colina y el inositol.

APLICACIONES ORTOMOLECULARES

Asistolia e insuficiencia cardiaca.

Espasmofilia digestiva y neuromuscular.

Disfunción paratiroidea con osteoporosis.

Insomnio con crispación, en unión al calcio.

Neuritis y polineuritis.

Esclerodermia.

Asma con espasmos.

Tosferina.

Arteriosclerosis.

Enfermedades mentales en general.

Fracturas, dolores de espaldas.

Entumecimiento de las extremidades.

Incoordinación al hablar, con tartamudeos.

Piorrea dentaria.

Mala memoria y falta de concentración para los estudios.

Atrofia en el crecimiento por alteración en el metabolismo del calcio.

Respiración irregular por carencia de oxígeno.

Irritabilidad y neurastenia.

SODIO

El contenido total de sodio está regulado por un equilibrio entre la ingesta y la eliminación renal, aunque ésta puede adaptarse a la ingesta y no producirse alteraciones orgánicas dentro de unos límites razonables. Esta eliminación está controlada por el índice de filtración de los glomérulos y la carga de sodio filtrada, así como por la secreción de las hormonas suprarrenales (aldosterona, entre ellas), existiendo también una reabsorción renal a través de los túbulos proximales en caso necesario. Pero aunque es posible eliminar grandes cantidades de agua y poco sodio, las alteraciones de la salud son mucho más notorias cuando se elimina sodio ya que se altera la osmolalidad (presión osmótica dentro de las células).

El sodio es necesario para el equilibrio hídrico, la transición de los fluidos por las paredes celulares, y el pH sanguíneo apropiado. Junto con el potasio mantiene la hidratación corporal y extracelular. El sodio se absorbe en el intestino delgado y el estómago y transportado a través de la sangre a los riñones donde se filtra fuera del cuerpo. Es importante para la digestión apropiada en el estómago, funciones nerviosas, y contracciones musculares. También ayuda a mantener la sangre soluble, y en el proceso eliminador del anhídrido carbónico del cuerpo.

FUNCIONES CORPORALES DEL SODIO

Contribuye al proceso digestivo manteniendo una presión osmótica adecuada. Además, fomenta la producción del ácido clorhídrico.

En colaboración con el potasio regula los líquidos de las células.

Impide la salida excesiva de los líquidos corporales, manteniendo la excreción renal en unos niveles óptimos.

Con su presencia en el interior de la célula colabora en la transmisión del impulso nervioso.

Es uno de los factores que intervienen en la regulación del equilibrio ácido-base orgánico.

Mantiene la presión arterial con la debida tensión y sin oscilaciones.

Favorece la producción de energía al actuar en la síntesis del ATP.

Ayuda al mantenimiento y función de las demás sales minerales.

ENFERMEDADES CARENCIALES

La carencia de sodio no suele deberse a un déficit en su aporte alimentario, ya que la mayoría de los alimentos suelen contener sodio en suficiente cantidad como para cubrir las necesidades diarias. Las anomalías suelen darse a causa de alteraciones renales, en las cuales el riñón retiene sal y agua. Cuando hay un déficit de sodio en las células un aporte exclusivo de agua, sin que esté enriquecido con sodio, puede causar una hiponatremia (poco sodio) por dilución. Estos casos son frecuentes cuando se administran opiáceos, en las neoplasias o infecciones pulmonares, en la meningitis y encefalitis, así como en los traumatismos. También es frecuente en aquellas personas que han decidido de modo voluntario suprimir la sal en las comidas y simultanearlo bebiendo grandes cantidades de agua o líquidos. Del mismo modo, cuando un deportista ingiere grandes cantidades de agua para cubrir las pérdidas por el sudor y no ingiere al mismo tiempo cloruro sódico, se produce un aumento en la eliminación de las reservas orgánicas de líquidos, ocasionando una hiponatremia e hipovolemia (una disminución de la cantidad de sangre circulante.

Otras causas habituales son la insuficiencia suprarrenal o hipofisaria, la insuficiencia cardiaca, la cirrosis hepática y la toxemia del embarazo.

Entre las causas no asociadas a enfermedades tenemos también el empleo de diuréticos para adelgazar, la sauna y el ejercicio intenso en época de calor.

A nivel sintomático pueden darse los siguientes trastornos:
Hipotensión, fatiga intensa y colapso venoso.
Apatía mental con estupor.
Convulsiones y calambres intensos en las pantorrillas.
Piel enrojecida, sensación de calor intenso y sequedad de la boca.

Taquicardia y posteriormente colapso circulatorio.

Plenitud gástrica con gases e imposibilidad en digerir los alimentos vegetales y la carne.

Hay ojos hundidos y piel que no se recupera al pellizcarla.

APLICACIONES ORTOMOLECULARES

En una época en la cual los ataques al cloruro sódico son habituales, resulta temerario recomendar lo contrario, pero la necesidad de incorporar sodio en la alimentación se hace ya imperativa, dada la carencia que tienen los alimentos, deliberadamente privados de este preciado mineral.

Se lo recomendamos especialmente en:

En épocas de gran calor.

Cuando se realice ejercicio físico.

Los que trabajan en ambientes calurosos como los panaderos.

Los que beben habitualmente bebidas alcohólicas.

Cuando hay fiebre.

Siempre que exista una diarrea, incluso leve.

Cuando hay vómitos. En estos casos hay que dar suero fisiológico o una mezcla equivalente en dosis de una cucharada cada cinco minutos.

Siempre que existan calambres nocturnos.

En el agotamiento y la hipotensión.

La sal también nos puede ser útil como dentífrico.

Gases y digestiones difíciles.

POTASIO

Es un elemento intracelular, ya que solamente el 2% del total está fuera de la célula. La mayor parte se concentra en las células musculares, siendo su cantidad total proporcional al peso de la masa muscular. Es el elemento más importante dentro de las células, estando en relación directa con el sodio ya que cuando utilizamos un músculo o un nervio cambia la presión de las paredes celulares y el potasio es empujado al exterior mientras que el sodio entra. Luego se restablece las proporciones anteriores hasta una nueva actividad.

La cantidad de potasio en sangre está regulada por el pH y aumenta en casos de acidosis aguda y disminuye con la alcalosis, mientras que la cantidad total en el organismo está regulada por la eliminación renal. La sangre no puede almacenar sensiblemente un aumento procedente de la ingesta de potasio y el exceso entra en el compartimiento celular, estando controlado por la secreción de insulina, la actividad del sistema nervioso simpático y la producción de aldosterona, una hormona segregada por las glándulas suprarrenales. Si continúa la ingesta exagerada se produce un aumento de aldosterona y con ello la eliminación renal del potasio, el cual incluso puede comenzar a excretarse por heces.

Una cantidad muy importante del potasio eliminado por riñón es reabsorbida en el túbulo proximal, mientras que el restante sale al exterior por el túbulo distal, ambas acciones influenciadas por la cantidad de sodio que exista en ese momento. Un aumento en los niveles de eliminación del sodio provocará igualmente una mayor eliminación de potasio.

El potasio es importante para las reacciones químicas dentro de las células, y regula el traslado de nutrientes a las células. El potasio ayuda regular el equilibrio de agua en el cuerpo, y la distribución de fluidos en ambos lados de las paredes celulares. Es un electrolito necesario para mantener el equilibrio hídrico, los latidos del corazón, y la transmisión nerviosa. El potasio se almacena en las células y los riñones. Es necesario para las glándulas suprarrenales, para la función muscular, la tensión arterial normal, el crecimiento, metabolismo, salud celular, y reacciones enzimáticas diversas. El potasio aumenta el metabolismo. Es antidepresivo, antihipertensivo, y antiespasmódico.

FUNCIONES ORGÁNICAS

En unión al sodio, participa en la transmisión de los impulsos nerviosos, en la normalización de la presión arterial, en el equilibrio ácido base de la sangre, en las funciones de todo el sistema muscular incluido el cardíaco y en el metabolismo celular.

Mantiene con el sodio la hidratación adecuada en la piel.

Participa en la producción de la energía a través de la síntesis de las proteínas y estimulando el paso de glucosa a glucógeno.

Mantiene el peristaltismo intestinal activo.

Colabora con el calcio en la contracción muscular y con el magnesio en la relajación.

Mantiene la llegada de oxígeno al cerebro

ENFERMEDADES CARENCIALES

Debilidad mental, especialmente grave en ancianos, en donde hay desorientación y confusión.

Parálisis muscular.

Insuficiencia respiratoria por hipoventilación.

Parálisis intestinal con bloqueo de los movimientos peristálticos.

Hipotensión y taquicardia.

Espasmos musculares.

Tetania.

Nefropatía y poliuria.

Alteración del ECG y trastornos cardiacos serios en personas que toman digital.

Contracciones ventriculares y auriculares.

Pérdida de los reflejos.

Estreñimiento.

Abdomen hinchado.

Piel seca.

Sed intensa.

Somnolencia e irritabilidad.

Incontinencia urinaria.

Dolores de cabeza, huesos y articulares.

APLICACIONES ORTOMOLECULARES

La toma de suplementos de potasio puede estar justificada en los casos siguientes, aunque nunca se deberán utilizar preparados farmacéuticos sino solamente levadura de cerveza enriquecida en potasio o alimentos ricos en este mineral, dejando los preparados de farmacia para ser recetados por los médicos.

Retención de líquidos, celulitis y edemas.
Administración de diuréticos, químicos o a base de hierbas.
Ingestión habitual de bebidas alcohólicas.
Dietas pobres en hidratos de carbono.
Fiebre y sudores intensos.
Estreñimiento.
Gastroenteritis, colitis, diarreas.
Mononucleosis infecciosa.
Hipertensión, taquicardias.
Angina de pecho de repetición.
Poca resistencia muscular, falta de energía.
Incapacidad para mantener contraídos los músculos.
Parásitos intestinales.
Jaquecas y dolores musculares.

Exceso

Puede haber exceso de potasio en casos de acidosis, hiperglucemia, ejercicio moderadamente intenso y en la leucocitosis.

También en casos de falta de orina durante la insuficiencia renal, en los traumatismos con aplastamiento, en las hemorragias y quemaduras graves, así como en la insuficiencia suprarrenal. Estas alteraciones son lo suficientemente graves como para requerir un internamiento hospitalario y la sintomatología que la acompaña (toxicidad cardiaca y parálisis) así lo aconseja.

Los casos leves se pueden tratar en el domicilio con sulfonato sódico de poliestireno y sorbitol, o gluconato cálcico.

CLORO

FUNCIONES ORGÁNICAS

Ayuda a la formación del ácido clorhídrico, esencial para la digestión de las proteínas.

Contribuye a los procesos de desintoxicación corporal a través del hígado, el sudor y las heces.

Mantiene la presión arterial en unión al sodio.

Junto a otros elementos controla el equilibrio ácido base de la sangre.

Regula la presión osmótica de las células y la relación correcta del sodio y el potasio.

Mantiene la hidratación adecuada del organismo, especialmente de la piel.

Al formar parte de los fluidos corporales, ayuda a la distribución de los elementos corporales, entre ellos las hormonas.

Es indispensable en la producción de ácido en el estómago y la transmisión de los impulsos nerviosos. Ayuda a regular el equilibrio hídrico en las células, el equilibrio ácido-base y equilibrio de electrólitos. Requerido para la absorción de vitamina B12 e hierro. Ayuda a detener el crecimiento de los microorganismos que entran en el estómago.

APLICACIONES ORTOMOLECULARES

Aunque no es frecuente encontrar carencias de cloro, salvo unidas al potasio y al sodio, las siguientes alteraciones pueden indicarnos problemas nutricionales que hay que corregir.

Falta de acidez gástrica.
Eliminación excesiva o carencias de sodio y potasio.
Imposibilidad de contraer los músculos con fuerza.
Alopecia en épocas veraniegas o de gran calor.

COBALTO

FUNCIONES ORGÁNICAS

Sabemos que el ser humano no puede utilizar el cobalto presente de forma aislada en los alimentos para formar vitamina B-12, aunque le es imprescindible igualmente para una gran cantidad de funciones. Mediante los alimentos llegamos a ingerir hasta 600 microgramos diarios y tal cantidad debe ser utilizada para diversos fines, aunque todavía hoy no tenemos muy definidos cuáles son. Afortunadamente los avances en el papel de los oligoelementos y su aplicación en la salud han aclarado significativamente sus funciones corporales, entre las cuales están:

Formar la hormonas tiroideas.

Regular el sistema nervioso simpático.

Mantener la pared venosa en buen estado.

Esencial en la formación de la vitamina B-12 y, por tanto, en la maduración de los hematíes.

Mantener la vaina de mielina de los nervios en buen estado.

Controlar la motilidad intestinal.

Favorecer la síntesis de la creatinina muscular.

Ayudar a la formación de los aminoácidos metionina y colina.

Estimula la formación del ácido fólico y el DNA.

Contribuye a la regulación de los niveles de azúcar en sangre

ENFERMEDADES CARENCIALES

Son identificables con la carencia de vitamina B-12 y, por tanto, nos remitimos al estudio de ésta. De una manera resumida podemos decir que hay debilidad, mala circulación venosa, espasmos digestivos frecuentes, irritabilidad nerviosa e hipotensión.

Las causas de esta carencia se deben principalmente a una falta del "factor intrínseco" que debe estar presente en el estómago y que es vital para la formación de la vitamina B-12.

APLICACIONES ORTOMOLECULARES

Espasmos y bloqueos vasculares, especialmente flebitis.

En las varices y hemorroides.

Angina de pecho.

Angustia e irritabilidad irracional.

Arteriosclerosis.

Palpitaciones, taquicardias y tensión arterial descompensada.

Sabañones y extremidades frías o entumecidas.

Anemia.

Urticarias y alergias cutáneas.

Dolores abdominales frecuentes.

COBRE

FUNCIONES CORPORALES

Interviene junto al hierro en la síntesis de la hemoglobina, siendo imprescindible para la absorción, metabolización y disponibilidad de este mineral.

Interviene en el desarrollo y mantenimiento de los huesos.

Imprescindible en la formación de la melanina a través de su acción en el metabolismo del aminoácido tirosina.

Necesario para la coordinación muscular y la fuerza motriz.

Interviene en el metabolismo de las proteínas y la producción del RNA.

Protege a la vaina de mielina ayudando al metabolismo de los fosfolípidos.

Estimula el crecimiento sano del cabello y su pigmentación.

Es un potente antiinflamatorio y estimula la producción de corticoides orgánicos.

Favorece la formación de anticuerpos y antitoxinas en sinergia con la vitamina C.

Refuerza el sistema inmunitario a través de su acción sobre los leucocitos.

Aumenta la resistencia de las articulaciones y el tejido cartilaginoso a las inflamaciones.

Es co-factor de numerosos enzimas, entre ellos algunos que impiden la acción de los radicales libres, teniendo así una función antioxidante indirecta.

Favorece la respiración celular.

Incrementa la producción de hormonas suprarrenales y tiroideas.

Controla el exceso de colesterol y evita la excesiva coagulación sanguínea.

Ayuda en la formación de huesos, conversión del hierro en hemoglobina, y trabaja con el cinc y la vitamina C en la producción de elastina.

Es necesario para la producción de ARN, los fosfolípidos, el metabolismo de las proteínas y del adenosin trifosfato (ATP).

Necesario para la absorción y utilización del hierro.

Ayuda a evitar la oxidación de la vitamina C y con ella forma la elastina, el componente principal de las fibras musculares.

Ayuda a la formación de las células sanguíneas.

ENFERMEDADES CARENCIALES

Hay anemia ferropénica que no responde al hierro y es difícil de diferenciar.

Cabello ensortijado y en puntas duras, como de acero.

Alteraciones óseas similares al escorbuto.

Lesiones en las arterias y en la pared venosa que se vuelve frágil y visible exteriormente.

Cifras altas de colesterol que no responden a la dieta.

Afecciones cardiacas.

Pérdida del sentido del gusto.

Diarreas graves en los bebés.

Retraso en el crecimiento.

Pobre resistencia a las infecciones, especialmente víricas.

Falta de pigmentación de pelo y piel.

Mala síntesis de las proteínas.

Afecciones del sistema nervioso, especialmente degenerativas.

Edemas.

Lenta cicatrización de las heridas.

Afecciones hepáticas e intoxicaciones frecuentes.

Aplicaciones ortomoleculares

En presencia de gripe si se administra prematuramente se corta la enfermedad en 48 horas.

Alta velocidad de sedimentación.

Infecciones en general o baja resistencia. También como preventivo en los meses invernales.

Procesos reumáticos inflamatorios.

Enfermedades de los cartílagos o tendones.

Dado que se absorbe a través de la piel sudada, es útil utilizar pulseras de cobre para combatir enfermedades reumáticas crónicas.

Calvicie prematura, canas.

Vitíligo, psoriasis y piel pálida.

Disfunciones glandulares del tiroides y suprarrenales.

Infecciones de cualquier tipo. Permite acortar la enfermedad y reducir la dosis de antibióticos.

Leucemia y estados cancerosos.

Osteoporosis, artrosis cervical.

Quemaduras y úlceras por decúbito.

Formación del colágeno.

Aumento del colesterol LDL y disminución del HDL.

Es decisivo en el metabolismo del hierro; juega un papel en la formación del tejido conectivo de músculo y vasos sanguíneos, y la síntesis de las proteínas.

Intoxicación por cobre

El hecho de que las cañerías del agua estén construidas a partir de cobre (peor es aún que sean de plomo), puede implicar a la larga cierta intoxicación por cobre si están estropeadas. De igual manera, las enfermedades profesionales por cobre no son raras en trabajadores del metal o fábricas de pintura. No obstante y solamente con tomar suplementos de vitamina C o cinc se pueden evitar las acumulaciones excesivas de este mineral en riñón, hígado y cerebro.

La intoxicación aguda por ingerir más de 15 mg se manifiesta con náuseas, vómitos, dolor abdominal, diarreas y alteraciones mentales que pueden llegar hasta la muerte. La causa es una anemia hemolítica grave, acidosis metabólica y pancreatitis necrosante. El tratamiento incluye lavado gástrico y dosis altas de penicilamina.

Los casos crónicos, más difíciles de detectar, incluyen siempre una anemia hemolítica que no responde a los tratamientos normales y hepatitis crónica con cirrosis y edemas. Aunque un análisis de sangre puede indicar niveles bajos de cobre, la causa está en que se acumula en otras zonas corporales, entre ellas el cristalino y el hígado. Hay también temblores, rigidez de los músculos esqueléticos y alteraciones de la personalidad, además de disfunción renal. El tratamiento es exclusivamente médico, ya que una dieta pobre en cobre no resuelve la enfermedad. El empleo de suplementos de cinc está siendo investigado satisfactoriamente por su efecto antagonista del cobre y se recomienda muy especialmente no utilizar ningún utensilio culinario que contenga cobre, ni siquiera en la pintura.

CROMO

FUNCIONES CORPORALES

Hay un dato sobre el cromo muy significativo: la cantidad presente en el organismo decrece con la edad y en esa época comienzan las enfermedades degenerativas. Por ello, las funciones del cromo estarán siempre ligadas a órganos que influyen en el envejecimiento.

Es un regulador de la cantidad de lípidos en sangre, actuando como coenzima en el metabolismo de las grasas, favoreciendo el paso de éstas a través de la pared vascular e impidiendo la formación de ateromas.

Favorece la utilización de las grasas como materia energética.

Su papel como coenzima es esencial en el metabolismo de la glucosa, movilizando sus reservas cuando las cantidades de azúcar sobrepasan los niveles óptimos.

Es un factor esencial en la producción de energía.

Forma parte del denominado Factor de Tolerancia a la Glucosa, un elemento rico en cromo que promueve la adecuada utilización de la glucosa orgánica.

Colabora en las funciones de la insulina y facilita el transporte de la glucosa al interior de las células, estimulando la conversión de glucosa en glucógeno hepático.

Regula el metabolismo de todas las grasas, incluido los triglicéridos, las lipoproteínas de alta densidad y el colesterol.

Estimula el transporte de los aminoácidos y favorece, por tanto, el crecimiento de los niños.

Mejora la resistencia inespecífica contra las enfermedades y ayuda al buen funcionamiento de las funciones cerebrales.

Controla el exceso de peso al actuar sobre el centro del apetito.

ENFERMEDADES CARENCIALES

Aunque difícil de demostrar, nos podemos encontrar con pérdida de peso y energía, neuropatía periférica e intolerancia a la glucosa.

En carencias crónicas aparece diabetes, arteriosclerosis y elevación de la tasa de triglicéridos y colesterol en sangre.

APLICACIONES ORTOMOLECULARES

Lo podemos emplear con cierta eficacia en:
Diabetes.
Obesidad y celulitis.
Arteriosclerosis y problemas circulatorios en general.
Mal aprovechamiento de los aminoácidos.

Trombosis y formación de placas de ateroma.

Alteraciones nerviosas y del carácter como nerviosismo, irritabilidad, confusión, mala memoria.

Depresión.

Catarata incipiente.

Poca producción de esperma.

Para mejorar la síntesis de las proteínas.

Envejecimiento prematuro.

Disfunciones hepáticas y pancreáticas crónicas.

Estimula las enzimas involucradas en el metabolismo de la glucosa, y mejora la efectividad de la insulina en su relación con la glucosa.

Ayuda y estimular la síntesis de ácidos grasos y colesterol en el hígado.

FLÚOR

Detectado por primera vez por Morichini y Gay-Lussac en 1805 en los huesos de los animales y posteriormente en los vegetales gracias a Nickles en 1857, fue en 1929 cuando se realizaron los primeros estudios demostrativos sobre su presencia en todos los vegetales. En esa época ya se demostró, además, que el flúor incrementaba la densidad del hueso de las personas que padecían osteoporosis. Desde ese momento y hasta la utilización masiva del flúor para impedir la formación prematura de caries dentarias, pasaron un montón de años de fuerte controversia. De

un lado estaban aquellas personas ligadas a los laboratorios farmacéuticos, los cuales presentaron informes muy sesgados sobre
la necesidad de que todos los niños tomaran regularmente dosis
extras de flúor. Para ellos era una forma eficaz de prever la caries
dental, argumento que indudablemente fue apoyado por los
odontólogos quienes insistieron además de que debían realizar
dos visitas al año a sus consultas para darles "unos toques" de
flúor en los dientes. Por si fuera poca esta presión, los fabrican-
tes de pastas dentarias se apoyaron en estas campañas e incorpo-
raron el flúor a todas sus pastas de dientes y elixires. Pero para-
lelamente a estos movimientos que muchos investigadores cali-
ficaron de puramente económicos y falsos, se publicaron informes que hablaban de la toxicidad tan alta del flúor, mucho más
cuando se administra en niños, embarazadas o ancianos, al
mismo tiempo que se empezó a demostrar que la incidencia de
caries seguía igual de alta.

El resultado final, además del enriquecimiento de todos cuan-
tos hablaban maravillas del flúor, fue que la población seguía
con sus caries generalizadas y aparecían casos cada vez más fre
cuentes de intoxicaciones por consumo de pastillas enriquecidas
con flúor. El colmo de los despropósitos fue el fluorar el agua
potable, el agua de bebida, lo cual obligaba a toda la población,
quisiera o no, a tomar dosis extras de flúor todos los días de su
vida. De nada sirvieron las protestas ni los informes bien elabo-
rados de los otros investigadores que estaban en contra de esa
medida, ya que las aguas se "enriquecieron" en flúor, lo mismo
que las cuentas bancarias de quienes lo vendían. Desde ese

momento obligaron a toda la población a tomar dosis continuadas de un oligoelemento, tuvieran necesidad o no de él. O dicho de otro modo, para prevenir una enfermedad infantil (la cual por cierto sigue sin resolver), se hacía beber agua con flúor a toda la población sin tener en cuenta necesidades, ni toxicidad, especialmente en ancianos. Los laboratorios farmacéuticos habían conseguido manipulando a los políticos, introducir en el agua de bebida un elemento tóxico sin el consentimiento de la población.

¿Quiere esto decir que el flúor es un elemento peligroso? Es tan peligroso como el hierro, el calcio o el fósforo, valgan estos ejemplos, si se administra sin tener en cuenta edades, absorción, continuidad o características individuales. Aunque en Europa no se han publicado datos fidedignos de la peligrosidad de fluorar el agua potable, en Estados Unidos circuló un informe muy serio en el cual se demostraba que una dosis de más de 1 mg por día de flúor no solamente era ya tóxica sino que aumentaba la incidencia de caries en los niños. Las experiencias fueron aún más precisas: dosis de flúor entre 0,5 mg y 1,9 mg diarios aumentaban la frecuencia y tamaño de las caries, mientras que por debajo de esa cifra la reducía. Cuando se alcanzaban los 3 mg/día ya había signos de toxicidad renal muy grave. Por tanto, y si tenemos en cuenta que en los meses de verano el consumo de agua por persona puede llegar a los cuatro o cinco litros por día, entre comidas y bebidas, es fácil comprender la peligrosidad de fluorar el agua.

FUNCIONES ORGÁNICAS

En los animales, además de su efecto sobre el sistema óseo, parece influir en su crecimiento, en la fertilidad y en la formación de los hematíes, datos estos que no han podido ser confirmados en el ser humano.

Su presencia en la glándula tiroides, la piel, los dientes y los huesos de los hombres nos induce a creer que debe tener cierta utilidad en la salud, especialmente en incrementar la densidad de los huesos. Por tanto podemos pensar que es uno de los elementos minerales que mantienen en buenas condiciones la estructura ósea de los huesos largos, los cartílagos articulares y especialmente aquellas partes óseas sometidas a gran esfuerzo como son las rodillas y los codos.

Su papel en la densidad ósea parece ser más manifiesto en casos de osteoporosis y se piensa que los dientes transparentes se deben a carencia de flúor. Lo que parece ya seguro es que de alguna manera está ligado al magnesio, el sílice, el fósforo y el calcio, y que su absorción es muy precaria ya que hay multitud de elementos que impiden su metabolismo, entre ellos los corticoides y el diazepán.

El problema mayor con el flúor a la hora de recomendar mínimos diarios, es que la dosis tóxica está muy cercana a la útil y, además, es muy variable de un individuo a otro. Mientras que la dosis recomendada oscila entre 05 mg y 1 mg/día, la dosis tóxica es con apenas 3 mg/día, algo más baja en embarazadas, ancianos y enfermos renales.

ENFERMEDADES CARENCIALES

La capacidad del flúor de detener o impedir la aparición de caries fue observada en los años 1930, aunque todavía hoy no se tiene la seguridad de que sea tan imprescindible como el calcio o el sílice en la formación del esmalte dentario, mucho menos en adultos. Lo que sí se puede afirmar es que la parte exterior del diente es rica en flúor y que parece que tiene cierto efecto sobre las bacterias causantes de la caries, quizá impidiendo su acción o porque no puedan desarrollarse en presencia del flúor. No obstante, otras opiniones hablan de que la caries está producida por la acidez de los alimentos refinados, los hidratos de carbono en especial, y que una alimentación que incorpore cereales integrales y evite el azúcar blanco es suficiente para impedir la aparición de las caries.

De cualquier manera y como la controversia sobre el flúor permanece vigente, se puede afirmar con ciertas reservas que la carencia de flúor provoca una tendencia a las caries en los dientes en formación, osteoporosis en ancianos muy debilitados y laxitud ligamentosa en adolescentes. Lo que es más dudoso es que las pinceladas de flúor en los dientes o la fluoración del agua sean tan inocuas como nos han dicho. Los últimos estudios sobre la toxicidad del flúor, comparable a la del arsénico, están obligando a rectificar sobre la conveniencia de aplicarlo tan masivamente como hasta ahora.

APLICACIONES ORTOMOLECULARES

Una vez que dejamos en entredicho la aplicación sistemática o preventiva del flúor, podemos quizá recomendar emplear dosis terapéuticas para enfermedades en las cuales no está demostrada ninguna carencia, pero que una dosis extra pequeña podría ser útil.

Caries dental en los niños, una vez que ya se les han caído los llamados "dientes de leche" y comienzan a salir los definitivos. Una vez finalizado el crecimiento hay que suspender el uso del flúor.

Osteoporosis en adultos (no en ancianos), en unión a la vitamina D y Dolomita.

Cifosis, escoliosis y cualquier otra desviación temprana de la columna vertebral.

Dolores de costado y artrosis cervical.

Artrosis y enfermedades reumáticas degenerativas, pero nunca en ancianos.

Retrasos en la consolidación de las fracturas.

Raquitismo y osteomalacia.

Laxitud de ligamentos, especialmente en jóvenes deportistas.

Esguinces y torceduras frecuentes.

Exceso

La dosis tóxica de flúor ya hemos dicho que está muy cerca a la terapéutica y el primer síntoma del exceso son unas manchas de color marrón que aparecen en los dientes, las cuales suelen ser irreversibles. Si la toxicidad continúa y se declara fluorosis hay un debilitamiento del esmalte, alteraciones óseas con osteosclerosis, deformaciones en la columna vertebral y dedo gordo del pie deformado.

A nivel general hay alteraciones renales tóxicas, convulsiones, arritmias, hemorragias gástricas, retraso en el crecimiento en los niños y tireotoxicosis. Puede ocasionar fallos cardíacos súbitos.

GERMANIO

Aunque su estudio y aplicación en la alimentación humana no fueron establecidos hasta el año 1980 por el doctor Kazuhiko Asai de la universidad de Tokio, era ya empleado por sus excelentes propiedades como semiconductor eléctrico en electrónica de precisión. Con anterioridad a ello solamente se sabía de su presencia en los restos de carbón procedente de plantas quemadas, así como que era un elemento traza en plantas medicinales del prestigio del Ginseng, el Eleuterococo, la borraja, la angélica, las cebollas y ajos y la exótica Aloe vera.

Con un peso atómico de 32 y una densidad de 5,36, el germanio 132 (nombre que se dio a una variedad hidrosoluble procedente de los alimentos), fue imposible de matizar cuáles eran sus propiedades como nutriente en el ser humano ya que en las plantas apenas se encontraba en una concentración de 20 partes por millón. En esa proporción era imposible extraerlo para poder emplearlo en dietética.

Lo que sí se averiguó enseguida era que las plantas que tenían germanio en cantidades significativas tenían una gran reputación como rejuvenecedoras y, lo que es más importante, como agentes antimicrobianos, en ocasiones más potentes que los antibióticos normales. Después se demostró que una planta que creciera en un terreno abonado con germanio tenía un mejor crecimiento y una mayor resistencia contra las plagas y parásitos, así como contra los fenómenos climáticos adversos. Las tierras enriquecidas con germanio, además, multiplicaban por diez las cosechas y su crecimiento era también más rápido.

Pero aunque estas propiedades tan estupendas fueron avaladas por numerosos científicos su papel en la alimentación humana no fue considerado, especialmente porque era tóxico: afortunadamente el hallazgo por el Dr. Asai de una variedad muy soluble, con un pH cercano al del cuerpo humano y muy estable, consiguió que se pudiera experimentar con facilidad.

Esta forma "natural" del germanio se absorbe bastante bien a nivel del intestino delgado y se concentra en sangre apenas en tres horas, consiguiendo una ligazón a las proteínas plasmáticas durante 72 horas, lo que asegura su biodisponibilidad. Un nutriente, por ejemplo, que se absorba rápido y no se ligue a las proteínas plasmáticas, es posible que se elimine también con gran rapidez, antes de que pueda ser metabolizado.

Otra ventaja es que no se almacena en ninguna parte orgánica y es excretado finalmente a través de la orina y la bilis, por lo que no es posible toxicidad alguna, al menos para el tipo de germanio comercializado.

FUNCIONES ORGÁNICAS

Aunque no se puede considerar un nutriente esencial en la alimentación humana y no se le conocen enfermedades carenciales, el uso como complemento a la dieta aporta un montón de ventajas, teniendo en cuenta sus efectos fisiológicos.

Incrementa la resistencia a las infecciones por lo menos un 200% quizá por su efecto sobre los linfocitos de la serie T y B. También sabemos que potencia la capacidad devoradora de los macrófagos, incrementa la producción del interferón orgánico y estimula la producción de anticuerpos inespecíficos.

Mejora la utilización del oxígeno celular, permitiendo una mejor captación a través de los hematíes, al mismo tiempo que ejerce como antioxidante.

Activa la secreción de las endorfinas y es un potente analgésico, especialmente en procesos dolorosos cancerosos. Este efecto permite asociarlo a la morfina y disminuir así la dosis.

Disminuye la mortandad en los procesos tumorales y prolonga la supervivencia en los casos irreversibles.

Tiene un buen efecto antidegenerativo.

Estimula la formación de hematíes y favorece la producción de hemoglobina.

Mejora la oxigenación celular.

Ejerce un marcado efecto antidepresivo y antiestrés.

Normaliza las tasas altas de colesterol.

Regula el sistema nervioso y la tensión arterial.

Mejora la captación del oxígeno a nivel cardíaco, especialmente en situaciones deficitarias.

Mejora la oxigenación en los procesos ulcerosos por decúbito.

Alivia la insuficiencia respiratoria en el asma.

Estabiliza la diabetes.

Es un buen analgésico en los procesos reumáticos.

APLICACIONES ORTOMOLECULARES

Aunque sus efectos no son inmediatos, se puede utilizar en solitario o unido a los tratamientos naturales habituales en:

Estados dolorosos en los procesos tumorales, aunque hay que emplear dosis altas.

Reumatismo articular, artritis y artrosis degenerativa.

Artritis reumatoide.

Envejecimiento por exceso de antioxidantes.

Carencia de oxígeno en procesos pulmonares crónicos y asmáticos.

Diabetes, para potenciar el efecto de la insulina o poder disminuir la dosis.

Isquemias, angina de pecho y recuperación del infarto.

Dolores de cualquier tipo.

Infecciones por virus.

Preventivo de la metástasis tumoral.

Insuficiencia venosa, úlceras varicosas, sabañones y principio de gangrena.

Herpes.

Pocas defensas orgánicas o infecciones graves.

Depresiones, angustias.

AZUFRE

Aunque no puede considerarse al azufre como un mineral esencial, al menos en la misma forma en que se consideran los otros, su presencia ligada a ciertos aminoácidos como la metionina o la cistina o al enzima glutatión, entre otros nutrientes, nos da una idea de la importancia que tiene en la alimentación humana.

Hay investigadores, como es el caso de Dziewistkowsky, el cual demostró marcando con isótopo radiactivo un aminoácido que se podían elaborar algunos de ellos solamente a partir del azufre. Por tanto, y para simplificar, debemos considerar al azufre como un nutriente esencial ya que sin él tendríamos carencias de los aminoácidos azufrados, especialmente de metionina el cual provoca anomalías con solamente 24 horas de déficit orgánico.

Por otro lado, las afinidades químicas del azufre con el oxígeno y el hidrógeno convierten a la cistina en un vehículo de numerosos procesos biológicos, entre ellos la formación de la insulina pancreática, la cual solamente conserva sus propiedades hormonales gracias a las moléculas de cisteína, un aminoácido sulfurado.

También sabemos que las hormonas del lóbulo posterior de la hipófisis tienen una riqueza en cistina muy alta, del 10%, y que la queratina (la sustancia dura) del pelo y las uñas, deben sus propiedades precisamente a este compuesto. Si a estos efectos añadimos el papel como lipotrópicos de los aminoácidos azufrados, comprenderemos que aunque no consideremos al azufre como un nutriente imprescindible en la dieta sí lo es como factor esencial para la vida.

Se encuentra en los aminoácidos cistina y metionina. También se encuentra en las células, la hemoglobina, el colágeno, queratina, la insulina, la heparina, el pelo, la piel, las uñas, entre muchas otras estructuras biológicas. El azufre es necesario para sintetizar el colágeno. Se requiere para el metabolismo de varias vitaminas incluso la tiamina, biotina y ácido pantoténico. También se requiere para la respiración celular. El azufre es un componente de la biotina, la insulina, el glutatión, y la coenzyma A. Ayuda en el metabolismo de los hidratos de carbono, Ayuda a desintoxicar convirtiendo a las toxinas en elementos no tóxicos. El azufre ayuda en la secreción de la bilis por el hígado.

ENFERMEDADES CARENCIALES

Además de las alteraciones propias de una carencia en proteínas, podemos encontrar otras ligadas a la carencia de cinc y selenio (véanse éstas) ya que sus acciones en la piel, pelo y uñas son similares.

APLICACIONES ORTOMOLECULARES

Administrado en dosis catalíticas a la 6 CH como sulfato sódico o potásico, o como levadura de cerveza cultivada en azufre, lo podemos emplear para:

Reumatismo que se agrava con la humedad.
Colecistitis con inflamación hepática.
Cólicos intestinales con flatulencia.
Como laxante.
Para purificar la sangre en el tratamiento de enfermedades de la piel.
Vómitos con bilis.
Anginas supuradas.
Afecciones bronquiales intensas con gran mucosidad.
Rinitis con secreciones.
Blenorragia con secreción viscosa.
Cistitis supurada.
Leucorrea amarilla.
Ganglios linfáticos inflamados.

Eccemas con exudados.

Forúnculos, psoriasis, sabañones y verrugas.

Conjuntivitis.

Otitis supurada.

Celulitis intensa.

Asociado al cinc y al selenio para los procesos degenerativos.

En unión a la vitamina B para potenciar sus acciones.

En toda la patología del cuero cabelludo y uñas.

HIERRO

Descubierta su presencia en los vegetales en 1705 por Geoffroy, fue Lemery quien estudió la absorción del hierro presente en la tierra por las plantas a través de las raíces y Menghini quien en 1975 lo descubrió en la sangre, en los glóbulos rojos. Su papel en la salud fue investigado en 1831, cuando se descubrió que su carencia producía una anemia distinta a otras y que junto a las pérdidas de sangre se iba también el hierro.

Desde entonces sabemos ya que los brotes de las plantas son muy ricos en hierro antes de abrirse, que disminuye su cantidad cuando se abren y que las hojas también siguen perdiendo hierro en la medida en que crecen. Por tanto, y cuando se trata de ingerir hierro orgánico debemos emplear los brotes mejor que las hojas ya verdes.

Presencia en el organismo

El hierro total en un adulto varón sano es de 3,45 gr. y en las mujeres 2,45 gr, encontrándose mayormente concentrado en la hemoglobina y el resto en los tejidos musculares como mioglobina y el enzima mitocromo, así como en el hígado, bazo y médula ósea. La cantidad de ferritina sérica refleja con bastante exactitud las reservas de hierro orgánico, siendo lo normal de 94 ng/ml en varones y 34 ng/ml en las mujeres.

La hemoglobina de los hematíes contiene un 0,40 del hierro total y como siderofilina plasmática encontramos 1mg/l. El bazo y el hígado son una buena fuente de hierro, siendo el hígado el que transforma el hierro radiactivo ingerido en ferritina, una proteína compuesta por óxido de hierro y fósforo hidratado, la cual facilita la absorción y almacenamiento del hierro disponible.

Causas de deficiencia

En la menstruación se pierden aproximadamente de 0,5 a 0,8 mg/día y durante la lactancia 0,5 mg que van a parar al niño.

En épocas de calor se pierden por sudor casi 1 mg/día. Se elimina, además, por las uñas, el pelo y la piel.

La carencia de vitamina C impide la conversión a ferrosa, lo mismo que la de vitamina E.

Dosis extras de fósforo impiden su absorción, aunque el calcio la favorece.

Cuando hay un aumento de la motilidad intestinal o cuando se toma regularmente salvado, hay una menor absorción de hierro.

El café y el té dificultad su absorción lo mismo que tomar medicamentos alcalinos para combatir la acidez.

Las enfermedades hepáticas liberan el hierro almacenado.

Las hemorragias, aunque pequeñas, aumentan sensiblemente las demandas.

Los parásitos intestinales impiden cubrir las necesidades diarias.

Hay pérdidas continuas por encías sangrantes, hemorroides y úlceras gástricas.

La presencia de cobre es esencial en su metabolización.

Las dietas de adelgazamiento siempre producen anemia aunque se suministre hierro extra. Esta carencia puede ser debida a la imposibilidad de absorber el hierro inorgánico de los medicamentos o a la falta de la necesaria acidez gástrica.

La toma continuada de aspirina, tan recetada para prevenir la trombosis, aumenta las demandas de hierro.

APLICACIONES ORTOMOLECULARES

Piel pálida, difícil de broncearse.

Fatiga, hipotensión.

Taquicardia, soplos cardíacos funcionales.

Respiración débil, superficial.

Imposibilidad de realizar ejercicios.

Uñas quebradizas, alopecia.

Infecciones frecuentes, especialmente de vías respiratorias altas.

Visión defectuosa.

Estreñimiento, pérdida del apetito.

Insomnio, depresiones, irritabilidad con tendencia al llanto.

Hormigueos en los dedos.

Epixtasis.

Amenorrea en mujeres jóvenes.

Impotencia y frigidez.

Mala memoria, vértigos y zumbidos de oído.

Picores generalizados.

Anginas de repetición.

Fiebres intermitentes.

Crecimiento.

Reumatismos inflamatorios.

Metrorragias.

Para mejorar el rendimiento deportivo.

Alcoholismo.

Envejecimiento precoz.

Menstruaciones abundantes.

Encías sangrantes, piorrea.

Piernas temblorosas.

Mala resistencia a las infecciones.

Mala circulación cerebral.

Atonía intestinal.

Bronquitis y rinitis aguda.

Tos seca, aguda, dolorosa.

Blenorragia incipiente.

Cistitis.

Contusiones frecuentes.

Erisepela.

Dolores frecuentes de oídos.

Procesos febriles en general.

YODO

FUNCIONES ORGÁNICAS

Con una cantidad total que oscila entre los 20 y los 50 mg de yodo, el 80% concentrado en el tiroides como tiroglobulina, este mineral cumple una misión esencial y única en el metabolismo humano. El yodo ingerido es concentrado activamente por el tiroides para ser convertido en yodo orgánico por acción de una peroxidasa y posteriormente incorporado en la tiroxina de la tiroglobulina. Una parte de las tiroxinas son privadas de yodo en el tiroides, penetrando éste en los depósitos glandulares para su reutilización, difundiéndose la mayor parte por la sangre donde se incorporarán a ciertas proteínas.

El yodo es importante para el desarrollo y la función apropiada de la tiroides. Ayuda a metabolizar las grasas, promueve el crecimiento, y regula la producción de energía.

El yodo es esencial para la absorción de los hidratos de carbono, el pelo, la salud mental, las uñas, los niveles apropiados de colesterol, el metabolismo, la piel, la voz, los dientes, la conversión de caroteno a vitamina A.

El yodo está relacionado de alguna manera con al menos 100 procesos enzimáticos controlados por el tiroides, entre ellas:

Controlar la energía metabólica de las células.

Participar en el crecimiento estatural de los niños.

Favorecer el desarrollo intelectual y afectivo.

Actuar sobre el metabolismo de las grasas de manera definitiva.

Controlar todos los procesos de asimilación y utilización de los minerales y el agua.

Favorecer el crecimiento sano de la piel, los cabellos y las uñas.

Actuar sobre el sistema circulatorio.

Trabajar en conjunto con el resto de las glándulas endocrinas, especialmente la hipófisis y las gónadas.

Actuar sobre el sistema neuro muscular.

Activar la síntesis de la melanina.

Facilitar la conversión de los carotenos en vitamina A.

Participa en el metabolismo de las proteínas y los carbohidratos.

Estimula la síntesis del colesterol.

SUSTANCIAS QUE BLOQUEAN AL YODO

En cuanto a los medicamentos tenemos al ácido aminosalicílico, las sulfonilureas, percloratos, resorcinol tópico, percloratos y el litio.

Los alimentos causantes del bocio son: los nabos, las coles, los repollos, los frijoles, la mostaza y las nueces. La causa parece estar en un bloqueo del yodo circulante en sangre, el cual no puede ser absorbido por la glándula tiroides. Este efecto puede extenderse incluso a animales que consumen mucha col rizada y consecuentemente a la persona que tome la carne o la leche de ese animal.

APLICACIONES ORTOMOLECULARES

Este mineral tan importante para la salud exige, sin embargo, un mayor control a la hora de dosificarlo, ya que un exceso o una utilización inadecuada pueden producir trastornos importantes. Por ello y ante la duda, lo mejor es tomar alimentos que sepamos contienen suficiente cantidad, evitando las pastillas de farmacia a partir de ioduro potásico o extractos de tiroides.

Obesidad.
Caída prematura del cabello en jóvenes.
Cansancio y sueño a todas horas.
Hipotiroidismo, mixedema, cretinismo.
Angina de pecho.

Arteriosclerosis.

Mejora del desarrollo intelectual del niño.

Estímulo del rendimiento muscular.

Colesterol elevado.

Mejora en la absorción de otros minerales.

Mala circulación arterial.

Cabello seco y áspero.

Dismenorreas en jóvenes.

Bocio.

Uñas con estrías.

Bronquitis aguda.

Toxemia.

Esclerosis vascular.

Ganglios linfáticos inflamados.

Tuberculosis y sífilis.

SOBREDOSIS

Se han detectado casos de sobredosis en personas que utiliza-ban sistemáticamente formas galénicas de yodo para desinfectar heridas. Las más corrientes son la tintura de yodo y la pavidona iodada. Ambas son excelentes desinfectantes cutáneos, aunque incompatibles con materiales orgánicos y elementos ácidos. Utilizados en heridas abiertas o en mucosas (bucal, vaginal) puede producirse una gran absorción del yodo y con ello altera-ciones en la función tiroidea. En caso de ingestión accidental o cuando se quiera eliminarlo de la piel puede emplearse leche.

Los síntomas incluyen vómitos, diarreas, cólicos abdominales e hinchazón del cuello.

LITIO

Es uno de los oligoelementos que se consideran no esenciales para la nutrición, aunque tiene propiedades terapéuticas muy interesantes. Descubierto en 1863 en algunos vegetales, se pensó que constituía una rareza sin importancia hasta que análisis posteriores fueron capaces de detectarlo en más de 1.400 especies. También se detectó su presencia en el agua de manantial y en ciertas rocas marinas, encontrándose finalmente en los tejidos animales y humanos, principalmente en el cerebro, la médula espinal, las glándulas suprarrenales y el hígado.

No se conoce todavía cuál es la función particular del litio, pero parece un nutriente esencial. Se piensa que estabiliza la transmisión de la serotonina en el sistema nervioso; influye en el transporte de sodio; y puede aumentar el número de leucocitos fortaleciendo el sistema inmunológico así. Hay también especulación que el litio está de alguna manera involucrado en la génesis de cáncer o prevención.

FUNCIONES ORGÁNICAS

Actúa en la hidratación celular permitiendo que el sodio salga de la célula sin afectar al potasio.

Es decisivo en la función de los neurotransmisores.

Mantiene la membrana celular en buen estado.

Regula las tasas de catecolamina de la acetil colina, del ácido glutámico y el ácido gamma amino butírico (GABA).

Colabora en la síntesis del ATP (Adenosín trifosfato).

Facilita la eliminación renal de la urea.

Controla la excitación nerviosa del corazón.

APLICACIONES ORTOMOLECULARES

Las primeras aplicaciones con el litio fueron como consecuencia de encontrar una gran eliminación de sodio y fuertes retenciones de litio en los pacientes afectados por depresiones maniacas depresivas. El problema es que la dosis terapéutica recomendada, entre 600 a 1,500 mg/día, suele ser tóxica a largo plazo, especialmente si hay algún tipo de retención renal. El tratamiento natural el cual emplea comprimidos de levadura con litio que contienen 0,8 mg o el catalítico a la 4CH, lo hace prácticamente atóxico, aunque conserva la mayoría de sus propiedades curativas.

Se puede emplear en:

Manías depresivas.

Cambios de humor bipolares.

Alcoholismo crónico.

Depresión agitada.

Ideas de suicido.

Debilidad física.

Melancolía

Tratamiento complementario con psicofármacos.

Tratamiento de las alteraciones emocionales producidas por corticoides.

Psicosis.

Trastornos del humor con irritabilidad, ansiedad, agitación y angustia.

Hipocondría.

Disminución de la creatividad y de las facultades mentales.

Fobias.

Como complemento de la terapia con fármacos en la epilepsia, parálisis periódica y parkinsonismo.

Alteraciones del sueño.

Dolores de cabeza por tensión nerviosa.

Hipertiroidismo.

Agresividad.

CONSIDERACIONES IMPORTANTES EN EL TRATAMIENTO CON LITIO

Aunque con el empleo de las sales de litio naturales anteriormente citadas no se dan casos de intoxicación, se mencionan a continuación las recomendaciones que existen para la aplicación del litio en la clínica médica habitual.

El litio administrado como sal carbonada se absorbe muy rápidamente y alcanza la máxima concentración en apenas una hora, sin sufrir ninguna modificación metabólica, llegando a excretarse hasta el 95% por vía renal. No obstante, esta eliminación puede quedar interrumpida si se administran diuréticos y aumenta la excreción de sodio.

La eliminación total se realiza en 24 horas, aunque se prolonga sensiblemente con la edad y las enfermedades renales. La estabilización de la enfermedad emocional se puede lograr después de un tratamiento de seis días, lo que excluye ya la tendencia al suicidio como enfermedad a tratar, salvo que simultáneamente se impongan otras terapias de acción rápida.

Para evitar efectos secundarios hay que dar la dosis repartida tres o cuatro veces al día, en presencia de alimentos para una absorción lenta, aunque llegada la mejoría puede bastar una dosis única por las noches.

El litio es un antidepresivo que no provoca sedación ni alteraciones cognoscitivas, por lo que pueden conducirse vehículos o realizar las actividades normales durante su tratamiento.

Las mujeres embarazadas por supuesto no deben tomar suplementos de litio y sería conveniente incluso que aquellas que deseen tener hijos suspendieran el tratamiento con litio unos meses antes, ya que puede haber riesgo de anomalías cardiovasculares durante el primer trimestre. Si ello no es posible por la gravedad de la enfermedad o porque el riesgo es mayor con otras terapias, se suspenderá de cualquier manera las dosis de litio 2 semanas antes del parto y no se tomará durante la lactancia, ya que es posible que pase a la leche.

Efectos secundarios:

Los más frecuentes consisten en náuseas, diarreas, exceso de orina con dolor y quizás aumento de peso. Son transitorios y se pueden eliminar simplemente ajustando la dosis.

Los casos leves incluyen leucocitosis, aumento del acné, hipotiroidismo, psoriasis y diabetes insípida por alteración renal. También pueden darse temblores suaves e irritación gástrica.

Los casos de intoxicación más graves incluyen temblores, aumento de los reflejos tendinosos, dolores de cabeza, vómitos y confusión mental. Después pueden darse estupor, convulsiones, arritmias y trastornos cardíacos con anemia aplástica.

MANGANESO

FUNCIONES ORGÁNICAS

No es un elemento nutriente como los demás minerales sino que lo podemos considerar como un catalizador, algo que debe estar presente para que se realicen funciones vitales y su importancia radica en que es capaz de actuar así en docenas de funciones.

Aunque los estudios sobre este mineral no han hecho nada más que empezar sabemos que influye en la formación del niño durante el embarazo e incluso que es decisivo para que se realicen las contracciones uterinas que avisan de la inminencia del parto. También y por motivos que se desconocen, aseguran un parto poco doloroso y sin complicaciones.

Reduce la predisposición mórbida a padecer enfermedades alérgicas y artríticas. Cuando la enfermedad está ya declarada acorta el proceso.

Participa en la formación de los ácidos nucleicos.

Es necesario para el buen rendimiento del sistema nervioso a través de su acción sobre la colina.

Interviene en el metabolismo de las vitaminas C, H, B-1 y E.

Participa en la formación de la hemoglobina.

Es uno de los elementos esenciales en el ciclo de Kreps, interviniendo, por tanto, en la producción de la energía.

Interviene en la producción hormonal, especialmente las hormonas tiroideas, sexuales y pancreáticas.

Funciona como catalizador en el control del colesterol y la producción de glucógeno hepático.

Ayuda al crecimiento infantil a través de su acción sobre la síntesis de las proteínas.

Mejora la respuesta del organismo ante las enfermedades infecciosas y estimula la formación de anticuerpos e interferón endógeno.

Favorece la regeneración del sistema articular, óseo y cartilaginoso.

PROCEDENCIA

Una de las mejores fuentes es el té inglés, ya que una taza suministra nada menos que 1 mg

También lo encontramos en los frutos secos como las almendras y las nueces, los cereales integrales (blanqueados pierden hasta el 90% del manganesio), las hortalizas y las espinacas. Las especias también contienen grandes cantidades.

También hay manganeso en las harinas de los huesos, la carne y vísceras de los mamíferos y la leche. En la col, berros, dátiles, escarola, espárragos, lechuga, manzana, naranja, pera, polen, remolacha y zanahorias.

APLICACIONES ORTOMOLECULARES

Es uno de los minerales que más aplicaciones terapéuticas tienen, cualidad especialmente curiosa teniendo en cuenta que no se conocen carencias de él, salvo una persona cuya deficiencia era tan absoluta que le produjo pérdida del peso, canicie, dermatitis, náuseas y bajo nivel de colesterol.

Estas son sus aplicaciones:

Artritis y artrosis, reumatismos.
Alergias en general, especialmente de vías respiratorias, incluidas las de tipo asmático.
Jaquecas espasmódicas vasculares o de origen hepático.

Urticarias, eczemas, picores y alergias cutáneas.

Taquicardias, alteraciones de la tensión arterial (descompensada, variable).

Aumento en la velocidad de sedimentación globular.

Intolerancias digestivas de origen hepático.

Hipertiroidismo.

Dismenorreas, metrorragias, dificultades pre parto.

Mal drenaje de los productos catabólicos.

Exceso de colesterol.

Alteraciones del comportamiento con irritabilidad y ansiedad.

Náuseas y vómitos inespecíficos.

Ataxias, distrofias musculares, falta de energía.

Zumbidos de oído, otosclerosis, hipoacusias.

Ceguera.

Esclerosis múltiple.

Comportamiento inquieto, esquizofrenia leve.

Epilepsia infantil.

Altos niveles de cobre.

Enfermedades cardiacas.

Acetonemia infantil.

Colitis por ansiedad.

Ulcera gastroduodenal por nerviosismo.

Cistitis infecciosa.

Preventivo de la prostatitis.

Litiasis renal.

Tuberculosis renal evolutiva.

Parotiditis con espasmofilia.

Ciática.

Falta de memoria en adultos.

Degeneración grasa del hígado.

MOLIBDENO

Descubierto en 1911 y confirmada su presencia en ciertas crucíferas y leguminosas en 1942, posteriormente se encontró también en los moluscos y el hígado de peces, así como en la corteza terrestre en forma de Wolfenita y Molibdenita.

Las necesidades diarias se consideran que deben ser de 1 a 2 mg/día y la dosis tóxica de 15 mg/día, estimándose que se absorbe algo más del 50% del ingerido. Las reservas, de unos 9 mg, se concentran principalmente en los huesos y los riñones.

FUNCIONES ORGÁNICAS

Está presente en diversos sistemas enzimáticos, entre ellos la xantina oxidasa cuya función para el metabolismo del hierro es esencial, mientras que ejerce cierto antagonismo en la asimilación del cobre. Como catalizador o coenzima de la Nitrato reductasa descompone ciertas proteínas en ácido úrico, al mismo tiempo que es indispensable para la fijación y utilización del nitrógeno.

También actúa en el buen funcionamiento hepático y regula la oxidación de las grasas.

El molibdeno juega un papel importante en dos reacciones enzimáticas necesarias para la oxidación de grasas, y para la movilización del hierro desde las reservas del hígado, así como para que la formación de ácido nucleico y contribuir a que el ácido úrico sea expulsado por la orina.

Se almacena en el hígado, huesos, y riñones.

Se requiere para el crecimiento apropiado y el desarrollo, el metabolismo de grasas y ácidos nucleicos, el metabolismo del nitrógeno, cobre, y azufre, y las funciones celulares normales. Cofactor en sistemas enzimáticos involucrados en el metabolismo de los hidratos de carbono, las grasas, las proteínas, los aminoácidos azufrados, los ácidos nucleicos (ADN, ARN) e hierro. Ayuda a prevenir el cáncer de esófago y estómago y a eliminar elementos dañinos del cuerpo.

APLICACIONES ORTOMOLECULARES

Se empleará en las enfermedades hepáticas, esencialmente en el hígado graso y las hepatitis tóxicas.

En la impotencia sexual.

Trastornos emocionales como irritabilidad e insomnio.

Astenia y fatiga.

Enfermedades infecciosas en general, incluidas las víricas y como protección contra el cáncer.

Intoxicación por cobre.

Retraso en el crecimiento infantil, caries y anemia.

Alteraciones digestivas de origen hepático.

NÍQUEL

Este mineral, presente en la naturaleza como calcopirita, garnierita y nicolita, fue descubierto en los años 50 como un nutriente esencial en animales, vegetales y ser humano y eso que se le consideraba antes como un elemento traza, apenas presente en el hombre. Lo que motivó su estudio posterior fue el descubrir que, aunque en cantidades ínfimas, estaba distribuido por todos los tejidos orgánicos, especialmente en los huesos, aunque no parece que tenga una relación directa con su crecimiento o metabolismo.

FUNCIONES ORGÁNICAS

Como catalizador parece ser que interviene de alguna manera en el funcionamiento cardiaco y la regulación de la tensión arterial. El hígado también es muy sensible a la carencia de níquel. Otros estudios hablan de cierta influencia en el metabolismo de la grasas, en la regulación del apetito y en potenciar la acción de la insulina. Sus efectos sobre las glándulas endocrinas y en los mecanismos de adaptación están siendo avalados por numerosos especialistas en nutrientes, aunque parece ser que no puede trabajar aislado y necesita ir unido a otros oligoelementos, como el cinc y el cobalto, o a la vitamina E. Actúa también en sinergia con el hierro y el manganeso.

Interviene en la formación del glucógeno hepático.

APLICACIONES ORTOMOLECULARES

En solitario se puede emplear en todos los síndromes de desadaptación, el envejecimiento prematuro y el estrés.

En las enfermedades infecciosas, convalecencias y estados de agotamiento.

Para mejorar la cicatrización de las heridas.

Anemias.

En unión a otros oligoelementos en:

Regulación del apetito de media mañana.

Cifras altas de colesterol.

Hepatocitosis.

Insuficiencia renal.

Síndrome de malabsorción.

Regulación de la hipófisis.

Trastornos digestivos, digestiones lentas o mala digestión de las grasas.

Estreñimiento.

Diabetes compensada.

Acetonemia infantil.

TOXICIDAD

Las dosis tóxicas se dan con cierta frecuencia en personas que manejan utensilios a partir de cinc, bien sea en pulseras o joyas (se absorbe cuando los poros están dilatados por el sudor) y en los cacharros de cocina que tienen aleaciones con níquel, el cual es liberado por el calor y el fregado continuado.

Las margarinas también contienen dosis significativas de níquel ya que se emplea para hidrogenarlas o endurecerlas. El humo del tabaco, sin embargo, es el mayor causante del exceso de níquel en las personas, ya que además se incrusta en los pulmones y termina siendo un cancerígeno importante.

SELENIO

Con un nombre sacado de la mitología griega relativo a la diosa Selene que representa a La Luna, el Selenio no fue considerado como un elemento importante para el ser humano hasta el 1959, año en que el doctor Schwartst lo aisló como un nutriente esencial y algunos años después incluso la misma OMS recomendó estudiar su relación con las enfermedades cardiacas. Al margen de esto su gran interés ha estado centrado no en la salud sino como conductor de la electricidad, especialmente cuando se le somete a la luz, lo que dio lugar a su aplicación en las máquinas de xerocopias.

De apariencia grisácea, con un peso atómico de 78,96, una densidad relativa de 4,81 y un punto de fusión de sólo 217°, es un elemento esencial para las células fotoeléctricas.

Pero las primeras experiencias con este mineral fueron muy confusas, ya que aparecían más datos sobre intoxicaciones que sobre sus posibles utilidades terapéuticas. La facilidad con la que las plantas lo absorben del suelo ha dado lugar a numerosos problemas tóxicos, especialmente en animales rumiantes. Su gran capacidad para ser absorbido - llega a un 80% - junto a su lenta eliminación, provoca no pocas intoxicaciones si se ingiere sin control médico.

Normalmente tenemos unos 12 mcg en sangre por cada 100 ml. concentrándose preferentemente en los testículos, los riñones, el hígado y los músculos.

FUNCIONES ORGÁNICAS

Las primeras experiencias se hicieron con animales y se vio, como dato más concluyente, que prolongaba sensiblemente la vida, más que nada debido a su acción antioxidante y su propiedad para prevenir las enfermedades coronarias. El único requisito imprescindible para que el selenio tuviera estas propiedades era que se administrara en forma natural, procedente de la tierra y que se empleara durante bastantes años. Su carencia, por el contrario, provocaba un envejecimiento precoz, llegando a encontrarse diferencias entre los animales de experimentación de hasta un 25% más de longevidad en los que tomaban suplementos.

Pero las investigaciones sobre sus funciones aún no estaban claras hasta que se descubrió un dato importante: la vitamina E para poder ejercer sus funciones como antioxidante necesitaba la presencia del selenio; la sinergia era un hecho ya comprobado. La acción conjunta de ambos nutrientes conseguía detener la acción nociva de los radicales libres, los cuales eran capaces de producir reacciones en cadena mortales. Unidos a los constituyentes grasos de las células se multiplican y obtienen una fuerza extra, la cual es detenida por los antioxidantes, entre los cuales está la vitamina E.

El modo en que ambas sustancias actúan sinérgicamente se cree está concentrado en una enzima específica denominada peroxidasa glutationa, la cual acelera las reacciones corporales, siempre y cuando esté protegida por la vitamina E.

El selenio es un antioxidante que protege a la vitamina E de la degradación. Ayuda construir el sistema inmunológico destruyendo a los radicales libres, y ayuda en la producción de anticuerpos. El selenio se almacena en el hígado, riñones, y músculos. Concentraciones bajas de selenio predisponen al cáncer. Selenio fortifica las células energéticas del corazón, asegurándole suficiente oxígeno. Ayuda a eliminar el arsénico y el plomo, mercurio y cadmio. Se une al glutatión peroxidasa para proteger los tejidos de los efectos de la oxidación.

Las funciones más demostradas son éstas:

Es un potente y eficaz antioxidante.

Mantiene en buen estado las funciones hepáticas, cardiacas y reproductoras.

Colabora en la elasticidad cutánea y tendinosa, así como en el buen estado de las articulaciones.

Es necesario en la síntesis de las prostaglandinas, la formación del semen, la formación de la coenzima Q y las defensas orgánicas inespecíficas.

Por su acción antioxidante previene del cáncer, el envejecimiento prematuro, las alteraciones de la piel y el cabello, la diabetes, así como la falta de vigor muscular.

El selenio es mucho más efectivo en unión a las vitaminas A, E y C, todas potentes antioxidantes. Existen, sin embargo, algunas formas tóxicas de selenio en el mercado, como el selenito sódico, que no es recomendable tomar de manera continuada y es mejor utilizar la mezcla selenio-metionina o levadura de cerveza cultivada en selenio.

Las necesidades diarias oscilan entre 0,05 a 0,15 mg

APLICACIONES ORTOMOLECULARES

Envejecimiento prematuro, en unión a las vitaminas A, C y E.

Enfermedades articulares, unido al cobre.

Enfermedades cardiovasculares, asociado a la vitamina E.

Distrofias musculares progresivas o traumáticas, asociado a la vitamina E.

Arteriosclerosis, hipertensión arterial o riesgo de ateromas.

Caída de cabello, junto a vitamina B, cinc y silicio.

Cirrosis hepáticas,

Como preventivo del cáncer o en una fase precoz.

Infecciones frecuentes o graves, unido a las vitaminas A y C.

Síndrome de inmunodeficiencia.

Prostatitis y adenoma de próstata, unido al cinc.

Dermatitis o tumores de piel.

Enfermedades que cursan con procesos inflamatorios.

Infertilidad masculina en unión al cinc.

Intoxicaciones por metales pesados.

Poca elasticidad de músculos y tendones.

Como preventivo de la muerte súbita infantil.

Cataratas incipientes.

Fibrosis cística

Épocas de fuerte entrenamiento deportivo.

Como corrector de los efectos secundarios de los rayos X y las radiaciones ultravioletas.

Intoxicaciones medicamentosas, alcohólicas o por drogas.

Para prevenir las intoxicaciones por prótesis dentarias metálicas.

TOXICIDAD

Ya hemos dicho que el selenio en sí es un mineral sumamente tóxico, pero que si tenemos carencia de él los daños también son graves. Lo mejor es tomarlo en los alimentos naturales que sean ricos en él y si no es posible podemos recurrir a los preparados dietéticos.

La dosis diaria debe ser de 25 mcg en los lactantes, 100 mcg en los niños y 150 mcg en los adultos. Dado que los preparados dietéticos nunca sobrepasan los 10 mcg por dosis no existe peligro con ellos de sobredosis.

La sobredosis se puede detectar por el fuerte olor a ajo en el aliento y el sudor, caída del pelo, uñas quebradizas, enfermedades hepáticas y sarpullidos en la piel. Hay que tener especial cuidado con los productos industriales que contienen selenio, como son las fotocopiadoras, las células fotoeléctricas, algunas pinturas y ciertos tipos de cemento. También son frecuentes los champús y lociones a base de selenio que se recomiendan contra la caspa, los cuales pueden llegar a ser tóxicos si se emplean de manera continuada ya que la piel absorbe bastante bien el metal.

Una pigmentación rojiza de la piel, anorexia, mal gusto en la boca, pérdida de sensibilidad en las manos y encías frágiles, pueden ser síntomas de exceso de selenio.

SÍLICE

Este mineral que compone nada menos que la cuarta parte de la corteza terrestre, apenas si ha sido investigado en nutrición humana. Después del oxígeno es el elemento más importante en La Tierra, siendo muy similar al carbono, otro de los elementos básicos para la vida tal y como la conocemos. Conserva muchas similitudes con este elemento esencial, aunque los enlaces de sus átomos están aún más fuertemente ligados entre sí, lo que le hace estructuralmente fuerte y muy estable.

Está presente en todos los seres vivos, especialmente en aquellos tejidos fuertes o sólidos como los tendones, el pelo, la piel, el tejido conjuntivo, los huesos, la tráquea y el colágeno. También lo podemos encontrar en menor proporción en la esclerótica del ojo, los riñones, la piel, los pulmones y la sangre.

Anti-arteriosclerótico. Es necesario para la estructura del hueso, crecimiento, y producción del tejido conectivo y el colágeno. Es importante para tener uñas saludables, piel, pelo, y en la formación del hueso. También para mantener las arterias saludables y prevenir las enfermedades cardiovasculares. Neutraliza los efectos de la toxicidad del aluminio y mejora la absorción del calcio.

FUNCIONES CORPORALES

Esencial en el desarrollo del sistema óseo y el mantenimiento de los ya formados.

Forma el tejido conjuntivo y mantiene las articulaciones en buen estado.

Es catalizador del azufre, el fósforo y el calcio.

Forma parte del colágeno.

Mantiene la pared arterial en buen estado, conservando su elasticidad.

Ayuda al mantenimiento de la tensión arterial correcta.

Es necesario en el crecimiento de las uñas, pelo y piel sana.

APLICACIONES ORTOMOLECULARES

Todas las alteraciones de las uñas (manchas blancas), dientes y huesos.

Flojedad en los ligamentos, especialmente de los tobillos.

Raquitismo y huesos débiles o poco desarrollados.

Caries.

Retraso en la consolidación de las fracturas.

Poco crecimiento, tanto óseo como muscular.

Artrosis y osteoporosis.

Arteriosclerosis.

Hipertensión.

Dolores articulares, menisco inestable.

Vejez prematura.

Senos flojos, caídos.

Ciática.

Artritis reumatoide.

Mala circulación por alteración de la pared vascular.

Enfermedades degenerativas del corazón.

Intoxicaciones por mercurio.

Agotamiento nervioso por desaliento.

Dispepsia con eruptos.

Estreñimiento.

Retortijones intestinales.

Cálculos renales con infección.

Ulceraciones de piel con pus.

Otitis.

Abscesos supurados.

Celulitis.

Niños débiles, delgados.

Disfunciones neurovegetativas.

Sensibilidad extrema al frío.

TOXICIDAD

No se conocen casos de toxicidad por ingerir tabletas o suplementos de silicio, aunque sí por inhalarlo. El polvo de silicio, presente en numerosas minas, se incrusta con gran facilidad en los pulmones y puede dar lugar con relativa frecuencia a enfermedades profesionales como la silicosis. Por fortuna, si la persona está sana y no es fumador, la mayor parte se elimina como ácido silícico por lo que deja de ser tóxico.

Otra forma de ingerirlo involuntariamente es en los alimentos procesados, ya que es un aditivo muy utilizado para evitar que los alimentos se apelmacen o para que no se forme espuma.

CINC

Descubierto en 1869 como factor esencial para el crecimiento de las plantas, se aisló por primera vez en 1886 en las algas marinas fucus y posteriormente se encontró también en los cereales, las leguminosas y las hojas verdes de casi 100 plantas comestibles. Años más tarde, en 1950, se encontró también en el cabello y la sangre del ser humano, descubriéndose numerosas personas que padecían serias carencias.

El cinc es importante para la absorción y acción de las vitaminas del grupo B. Se requiere para la síntesis de las proteínas, formación del colágeno, un sistema inmunológico saludable, y la habilidad del cuerpo para curar las heridas. Cinc se almacena en el hígado, ojos, riñones, páncreas, huesos, músculos, glándula prostática, esperma, uñas, piel, pelo, y las células blancas de la sangre. Cinc inhibe la conversión de testosterona en dihidrotestosterona (DHT), evitando el crecimiento de la próstata. Cinc aumenta la testosterona, y la cantidad de esperma. Si hay deficiencia de cinc hay una disminución de la libido masculina. Cinc está involucrado en la síntesis de las proteínas, la contracción muscular, la formación de insulina, mantenimiento del equilibrio ácido-base, la síntesis del ADN, las funciones cerebrales. Por el sudor se eliminan hasta 3 mg por día.

FUNCIONES ORGÁNICAS

Es necesario para el correcto funcionamiento del aparato genital, especialmente el masculino, interviniendo en la formación del líquido seminal y el buen funcionamiento de la próstata.

Protege a los ácidos nucleicos ADN y RNA, así como a la membrana de las células.

Favorece la utilización del ácido láctico y es antagonista del cobre.

Estimula el sistema inmunitario a través de los linfocitos T-4.

Regula el páncreas, la hipófisis y los órganos genitales.

Es decisivo para el crecimiento de los niños.

Mantiene las glándulas suprarrenales en buen estado y su capacidad de adaptación.

Mantiene los órganos del gusto, el olfato y la visión en buen estado.

Previene del envejecimiento prematuro.

ENFERMEDADES CARENCIALES

Manchas blancas en las uñas
Mala cicatrización de las heridas.
Infecciones de repetición.
Sentido del gusto poco desarrollado.
Pérdida brusca del olfato.
Anorexia.
Retraso del crecimiento infantil.
Escasa producción de semen.
Infertilidad masculina.
Caída del cabello.
Anemia.

APLICACIONES ORTOMOLECULARES

Síndrome adiposogenital.
Obesidad.

Prostatitis.

Impotencia.

Colitis, flatulencias.

Diabetes.

Envejecimiento prematuro.

Antes del embarazo.

Heridas.

Acné.

Para estimular las prostaglandinas.

Amenorreas y esterilidad femenina.

Criptoquirdia y poco desarrollo genital en niños.

Enuresis nocturna.

Reglas insuficientes.

Adenoma de próstata.

Acetonemia infantil.

Astenia.

Alopecia.

Enanismo hipofisario.

Nota:

El exceso puede causar depresiones y diarreas.

ORO

Uno de los oligoelementos más utilizados en las terapias de rejuvenecimiento, normalmente unido al cobre y la plata. En solitario es empleado en la artritis reumatoide y proporciona una reducción de la inflamación sin efecto analgésico. Evita la formación de nuevas lesiones. Se administra como tioglucosa de oro por vía intramuscular en dosis de 10 a 50 mg La sobredosis se manifiesta con prurito, dermatitis, albuminuria, diarreas y anemia. Existe una forma oral, menos eficaz pero con menos efectos secundarios a base de auranofin en dosis de 6 mg

En medicina natural se emplean las dosis catalíticas con las cuales no aparecen efectos secundarios ni riesgo de sobredosis. Esta modalidad es muy útil para casos de rejuvenecimiento, mejorar la actividad celular en general, trastornos circulatorios, fatiga y como estimulante inespecífico de las defensas. También es adecuado para evitar que las enfermedades se hagan crónicas como suele ocurrir en la hipertensión, el reumatismo, la arteriosclerosis o las varices. La dosis es de 0,004 mg por comprimido.

Aplicaciones ortomoleculares

Envejecimiento prematuro
Cáncer
Enfermedades crónicas

Capítulo 4

GRASAS Y ACEITES

ÁCIDOS GRASOS	PROCEDENCIA	FUNCIONES
Ácido alfa-linolénico (ALA)	Aceite de linaza, soja y aceite de soja, semillas de calabaza y aceite de semilla de calabaza, aceites de semillas, nueces y aceite de nuez.	La única estructura bioquímica del ácido alfa-linolénico es importante en la inmunidad, la visión, la membrana celular, y la producción de compuestos hormonales.
Ácido caprílico	Aceite de coco, aceite de nuez de palma, grasa de mantequilla.	Antifúngico, antiséptico, contra la candidiasis, condimento.
Ácido Docosahexaenoic (DHA)	Arenque, caballa, salmón, las sardinas, la leche humana, el hígado, el cerebro.	Tiene un papel crucial en el crecimiento y desarrollo del sistema nervioso central así como el funcionamiento visual en los niños, reduce la inflamación y promueve la curación de las quemaduras, también previene el cáncer del colon y lo mejora en su fase inicial.
Ácido Eicosapentaenoico	Aceite de hígado de bacalao, arenque, caballa, salmón (no de piscifactoría), sardinas, la leche materna.	Mejora la salud cardiovascular y puede prevenir la acumulación de placa (colesterol y grasa) en las paredes de las arterias.

ÁCIDOS GRASOS	PROCEDENCIA	FUNCIONES
Ácido gamma-linolénico (GLA)	Borraja (18-26%), aceite de pasas de Corinto negro (15-20%), aceite de prímula (7-10%), pescados, leche humana, espirulina (a menudo llamada alga azul-verde).	Reduce la inflamación y previene las enfermedades degenerativas.
Ácidos grasos Omega 3	Linaza, aceite de pescado azul, aceite de hígado de bacalao, el krill, granos integrales, frutas frescas, verduras, aceite de oliva, ajo.	Tiene un papel importante en la estructura de los lípidos de la membrana estructural, particularmente en el tejido nervioso y la retina y es precursor de los eicosanoides - substancias muy reactivas como las prostaglandinas y leukotrienes que actúan para influir en una gama amplia de funciones en las células y tejidos localmente.
Ácidos grasos Omega 6	Cereales, huevos, pollería, la mayoría de los aceites vegetales, los panes de harina integral, la margarina.	Reduce los de la artritis reumatoidea, la endometriosis, y la fibrocistitis, reduce los síntomas del eccema y psoriasis, aclara el acné rosácea, previene y mejora la neuropatía del diabético.

ÁCIDOS GRASOS	PROCEDENCIA	FUNCIONES
Ácidos grasos Omega 9	Aguacate, nueces, albaricoque, almendras, aceite de oliva.	Baja los niveles sanguíneos de colesterol.
Vitamina F (fosfolípidos)	El aceite de prímula, aceite de semilla de uva, aceite de linaza, y aceites de granos, nueces y semillas, como la soja, las nueces, sésamo, girasol, aguacates, salmón, trucha, caballa y atún.	Los ácidos grasos esenciales mantienen la función e integridad de las membranas celulares, facilitando el transporte y control del colesterol, y actúa como precursor de las prostaglandinas requeridas en muchas funciones fisiológicas. Regula el uso del oxígeno, transporte de los electrones y producción de energía. Ayuda a la formación de la hemoglobina, mantiene las glándulas exocrinas y endocrinas en buen estado. Regula tensión arterial, la coagulación mediante las plaquetas, las funciones renales; ayuda al control del colesterol, mantiene en buen estado el cerebro, retina, suprarrenales, los testículos; ayuda a eliminar los peróxidos tóxicos y previene las alergias

ACEITES	FUENTES	FUNCIONES
Aceite de Borraja	Aceite de semillas de pasas de Corinto negro.	Mejora circulación y el balance hormonal en las mujeres con síntomas de dismenorrea.
Aceite de hígado de bacalao	Bacalao	Ayuda o incluso invierten la destrucción del cartílago colectivo y el dolor inflamatorio asociado con la enfermedad artrítica, mejora circulación y el equilibrio hormonal.
Aceite de Prímula	Estas flores amarillas (Oenothera biennis) se ha usado medicinalmente durante siglos. El aceite extraído de sus semillas es rico en ácido linoleico, un ácido graso esencial.	Cura o previene la artritis reumatoidea, los quistes de pecho, los sofocos, el síndrome premenstrual, eccema, y otros problemas de la piel, así como la neuropatía del diabético, el cáncer, los altos niveles de colesterol, y las enfermedades del corazón.
Pescados azules	Como la sardina, el arenque, salmón y el atún fresco.	Previene las enfermedades del corazón, la depresión, el cáncer; alivia los trastornos autoinmunes.

ACEITES	FUENTES	FUNCIONES
Aceite de pescado	Hígado de bacalao, tiburón, y halibut.	Ayuda a regular el ritmo cardiaco, previene las arritmias cardíacas.
Aceite de linaza	El aceite de linaza se obtiene de la semilla de la planta de lino. Contiene 50% a 60% ácidos grasos del omega-3. Esta cantidad es aproximadamente el doble que el contenido del aceite de pescado.	Previene las enfermedades del corazón y el cáncer. Es útil para controlar el colesterol alto, la tensión arterial alta, enfermedades del corazón, colon irritable, artritis, cáncer de mama, depresión, mejora las quemaduras, el acné, el asma, el dolor menstrual; también se ha demostrado útil para proteger contra ciertas infecciones y tratar una gran variedad de patologías incluso las úlceras, dolores de cabeza tipo migraña, enfisema, psoriasis, glaucoma, enfermedad de Lyme, lupus, y ataques de pánico.
Aceite de lino	Las linazas maduras secas	En forma externa para los problemas inflamatorios. Interna: estreñimiento crónico, colon dañado por abuso de laxantes, colon irritable, la diverticulosis, la gastritis, enteritis.

ACEITES	**FUENTES**	**FUNCIONES**
Aceite de alazor	El aceite de las semillas del alazor. Se trata de un cardo de la familia del girasol.	Beneficioso para las articulaciones inflamadas dolorosas, y aplicado en los cardenales, esguinces, y la artritis dolorosa.
Aceite de germen de trigo	La parte interna de los granos integrales del trigo.	Promueve la piel saludable. Es un antioxidante natural que ayuda prevenir la ranciedad.

Capítulo 5

APLICACIONES ORTOMOLECULARES EN LAS ENFERMEDADES MENTALES

Normalmente, variando las concentraciones de substancias presentes en el cuerpo humano se puede controlar la enfermedad mental –asegura Linus Pauling-. Como ya hemos dicho antes, este investigador fallecido en 1994, fue una de las mentes más preclaras del siglo. Se trata de uno de los primeros químicos cuánticos y recibió el Premio Nobel de Química en 1954, así como el Premio Nobel de la Paz en 1962 por su campaña contra las pruebas nucleares.

Los principales métodos usados hasta ahora para tratar a los pacientes con enfermedades mentales son la psicoterapia, el psicoanálisis, la farmacoterapia (principalmente con el uso de drogas sintéticas poderosas, como chlorpromazine, o productos extraídos de plantas, como la reserpina), y la incruenta terapia convulsiva (como el electroshock, la terapia del coma insulínico, o el pentylenetetrazol). Existe, sin embargo, mejores e inocuas posibilidades como es el caso de la terapia ortomolecular, especialmente mediante vitaminas como el ácido ascórbico, la piridoxina, la niacina, y la cianocobalamina, todas ellas para la esquizofrenia.

La Psiquiatría Ortomolecular quiere mejorar la salud mental variando las concentraciones en el cuerpo humano de substancias que están normalmente presentes, pero de cuya concentración dependerá el buen funcionamiento cerebral. No hay ninguna duda que la mente está afectada por su ambiente molecular y la presencia en el cerebro de moléculas de LSD, mescalina, o alguna otra sustancia psicodélica, ocasiona efectos psíquicos profundos.

Existen evidencias que demuestran que deficiencias de ciertos minerales y otras vitaminas ocasionan enfermedades mentales. Además, es muy probable que en estas enfermedades las dosis mínimas requeridas para una buena nutrición sean mucho más altas que en las personas sanas. En la esquizofrenia, por ejemplo, hay un aumento de vitaminas y minerales en la fase de crecimiento de la enfermedad, especialmente cuando se manifiesta en la adolescencia. Del mismo modo, las enfermedades genéticas que ocasionan manifestaciones psíquicas y somáticas pueden controlarse mejor con sobredosis de vitaminas o al menos cantidades aumentadas sobre las recomendadas habitualmente. Lo que nos lleva a pensar que probablemente las dosis de nutrientes recomendados son diferentes en cada persona, y bastante más alta en los enfermos.

El 12 de marzo de 1992, Natalie Angier escribió un artículo titulado "Vitaminas y salud". Lo que hizo especialmente interesante este informe no es lo que dijo, sino el hecho de que lo dijo. El uso de vitaminas en megadosis (terapia ortomolecular) fue descrito como una solución para muchas enfermedades, lo que contradijo entonces a aquellos médicos que decían que con las vitaminas de las comidas teníamos suficiente. El Dr. Meydani del Centro de Investigación para la Nutrición en la Vejez, dijo, "Ahora estamos empezando a pensar sobre cuál es el nivel óptimo de vitaminas para prevenir las enfermedades asociadas a la edad". Estas investigaciones y muchas otras han conseguido que en EE.UU., el 60% de las personas tomen regularmente suplementos de vitaminas y otros nutrientes.

ESQUIZOFRENIA

Hay informes que revelan sin lugar a dudas que las avitaminosis provocan alteraciones mentales, existiendo una correlación entre la vitamina C y la agudeza y concentración mental. Una anormalidad muy significativa es que cuando se eliminan grandes cantidades de vitamina C por orina por una alteración metabólica, aparecen fenómenos esquizoides. El porcentaje de pacientes esquizofrénicos que mostraron carencias de vitamina C en un estudio, reveló que la mayoría tenían carencias de esta vitamina y de niacinamida, así como de piridoxina. Cuando los niveles subieron incluso más de lo recomendado por las tablas de nutrición, la enfermedad mejoró sensiblemente, aunque seguramente hay otros muchos factores que inciden sobre la enfermedad.

Hay varios mecanismos que pueden demostrar que la concentración de una vitamina puede afectar el funcionamiento del cerebro. Un mecanismo sería el que las vitaminas son imprescindibles para la formación de coenzimas, las cuales darán lugar a la formación de una enzima activa. Un ejemplo es la efectividad de la cianocobalamina (vitamina B12) que empleada en cantidades 1.000 veces mayores que las normales, controla la acidosis metabólica (trastorno grave ocasionado por diabetes o insuficiencia renal). Realmente, lo que hace esta vitamina es aumentar la coenzima que activa la enzima específica sin la cual aparece el trastorno.

En la población humana puede haber varios genes que controlan la fabricación de la coenzima necesitada para producir la cantidad de enzima activa requerida para una salud óptima, lo cual es diferente en cada individuo, especialmente en cuanto a la salud mental. Ahora hay una tendencia mayor a la esquizofrenia, probablemente por alguna causa genética, al carecer los genes de ciertas sustancias vitales (entre ellas las vitaminas) para su desarrollo.

Algunas vitaminas sirven como coenzimas para la formación de enzimas, y la pregunta es que si una alta concentración de coenzimas pudiera generar cantidades anormalmente altas de enzimas. La respuesta a esta pregunta es que el peligro no es muy grande. Para la mayoría de las enzimas la concentración de coenzima es tal que la mayoría (90 por ciento o más) de las proteínas se convierten en enzimas activas.

El tratamiento ortomolecular de la esquizofrenia involucra el uso de vitaminas (la terapia de megavitaminas) y minerales, así como el control de la dieta, sobre todo el uso de la sacarosa o azúcar blanco; y, durante la fase aguda inicial, el uso de métodos convencionales para controlar la crisis, como las fenotiazidas. Las fenotiazidas no están, claro, normalmente presentes en el cuerpo humano y no se trata por tanto de elementos ortomoleculares. Sin embargo, son valiosos para controlar las crisis a pesar de sus efectos laterales indeseables.

Hawkins declaró que una combinación inicial de vitaminas para el tratamiento de esquizofrenia era una buena opción, recomendando 1 gramo de ácido ascórbico, 20 mg de niacinamida,

50 mg de piridoxina, y 400 I.U. de vitamina E cuatro veces por día.

También pueden darse otras vitaminas. En ocasiones se emplean cantidades de hasta 8 gm diarios de niacinamida o niacina, después de un período inicial en 4 gm.

Osmond, otro investigador, declaró que el 40 por ciento de los afectados de esquizofrenia hospitalizados por primera vez, son tratados con éxito por los métodos convencionales y no necesitan una nueva hospitalización. Sin embargo, el tratamiento convencional falla aproximadamente en el 60 por ciento restante y deben ser hospitalizados de nuevo. En estos casos es donde se ha comprobado las virtudes de la medicina ortomolecular, especialmente en cuanto a vitamina C, piridoxina, niacina, y vitamina E, pero aplicadas en dosis muchos más altas que las convencionales para cubrir carencias. Los enfermos suelen tener carencias de estas vitaminas, quizá a causa de la medicación, pero las dosis normales no sirven para mejorar su enfermedad.

El ácido ascórbico es una sustancia importante y necesaria para el funcionamiento óptimo de muchos órganos, pero también para la salud mental. En dosis altas, entre 10 y 100 veces, de las necesarias, lo que nos llevaría a 600 y 6000 miligramos, poseen un efecto sobre el psiquismo nada despreciable. Un ensayo controlado a doble ciego (ni el médico ni el paciente sabían lo que estaba tomando ni la dosis) en pacientes varones psiquiátricos crónicos efectuado en 1963 por Milner, entre ellos 34 afectados de esquizofrenia, 4 de psicosis maníaco-depresiva, y 2 de otros males, se encontraron los siguientes resultados empleando solamente 1 gm de ácido ascórbico al día durante tres semanas; el resto recibió un placebo: Los pacientes fueron chequeados antes y después del ensayo, comprobándose estadísticamente una mejora significativa en los síntomas complejos depresivos, maníacos, y paranoicos, junto con una mejora de la personalidad global. Aumentando la dosis, se estableció que la dosis óptima era de 4 gm de ácido ascórbico al día, además del tratamiento convencional, consiguiendo controlar totalmente la enfermedad en el 25 por ciento de los enfermos.

La niacina y niacinamida (derivadas del ácido del nicotínico) tienen también una importancia vital en el cerebro. La psicosis y depresiones asociadas a la pelagra (típica enfermedad carencial), así como otras manifestaciones de esta deficiencia, se previenen por la toma de una pequeña cantidad de niacina, aproximadamente 20 mg al día. Al margen de la enfermedad carencial, ya hay estudios que demuestran que los pacientes con síntomas psiquiátricos severos mejoran con la niacina con dosis de apenas 0,3 a 1,5 gm/día. Ninguno de los pacientes en estos estudios tenía síntomas físicos de pelagra o cualquier otra avitaminosis. También se investigó la aplicación de la niacina o niacinamida en el tratamiento de la esquizofrenia. En estos casos se comprobó que con la terapia ortomolecular el 75 por ciento no habían requerido hospitalización, comparada con 36 por ciento del grupo de comparación que no había recibido la niacina.

La Piridoxina, o vitamina B6, se usa en el tratamiento de esquizofrenia en cantidades de 200 a 800 mg al día, lo mismo que los derivados coenzimáticos. Hay evidencia que la piridoxina está involucrada en el metabolismo del triptófano-niacina y un estudio con placebos y vitaminas controlado a doble-ciego administrando piridoxina y niacina en 30 pacientes esquizofrénicos (15 varones, 15 mujeres, con una edad media de 41.7 años), y con antecedentes de hospitalización, dio el siguiente resultado:

1) un grupo recibió 3 gm de ácido nicotínico al día durante 48 semanas y 75 mg de piridoxina al día durante tres períodos de 4 semanas;

2) otro grupo recibió 3 gm de ácido nicotínico al día durante 48 semanas y un placebo de piridoxina;

y 3) este grupo recibió 75 mg de piridoxina al día durante tres períodos de 4 semanas y un placebo de ácido nicotínico. Además, se administraron los fármacos neurolépticos habituales.

Los investigadores informaron que de cada diez pacientes de cada grupo, siete mejoraron y tres empeoraron en el grupo 2 (ácido nicotínico); nueve mejoraron y uno empeoró en el grupo 1 (piridoxina más ácido nicotínico); y en el grupo 3 (piridoxina) siete mejoraron y dos empeoraron. Además, el número de días de hospitalización durante el período del estudio clínico fue más bajo en el grupo combinado, consiguiéndose, además, disminuir las dosis de fenotiazina. Sin embargo, al establecerse una combinación entre fármacos y vitaminas, los efectos secundarios no pudieron ser atribuidos a ninguno de ellos.

Los investigadores sacaron la conclusión que la suma de piridoxina puede potenciar al ácido nicotínico, nada extraño teniendo en cuenta que se trata de dos vitaminas del complejo B. Lo que no está claro son las razones por las cuales no se administraron dosis de vitaminas más altas, siguiendo las normas de la medicina ortomolecular.

Existe la posibilidad de que haya en la esquizofrenia un déficit doble -una avitaminosis y un defecto del transmetilación- y que el ácido nicotínico tiene la virtud de servir para los dos propósitos simultáneamente. No hay incompatibilidad entre estas dos funciones, ya que algunas moléculas pueden actuar en una función y otras en otra. Un defecto en cualquier función podría controlarse aumentando la presencia de la sustancia vital.

DEPRESIÓN

La depresión afecta 17 a 19 millones de adultos americanos aproximadamente cada año, y lo que ahora sabemos es que es posible deprimirse debido a la falta de una cantidad suficiente de algún nutriente esencial. La vitamina C es uno de estos nutrientes, pero en psiquiatría nunca se analiza el nivel sanguíneo de esta vitamina. Varios meses de terapia psicológica y farmacológica para curar algo que unos simples gramos de vitamina C podrían solucionar.

Es curioso también que la depresión afecta de modo distinto según el país, y parece ser que Japón tiene la incidencia más baja de depresión junto con Corea –un 2% del total-. Taiwán tiene un 3%. EE.UU. 7%, Nueva Zelanda 11%, y Francia un 16%. La explicación podría estar en la comida. Los japoneses y coreanos comen mucho pescado azules ricos en omega-3 y esto activa la química del cerebro y con ello el humor. Cantidades adecuadas de ácidos grasos que están en cada membrana celular pueden tener un efecto estabilizador en el humor.

En estudios realizados en un centro de salud se comprobó que el 30% de las personas diagnosticadas como depresivas tenían los niveles plasmáticos de vitamina C bajos. Lo que quiere decir que esas cien personas se podrían curar en pocos días de su mal y a un costo económico ciertamente bajo. Claro está que las personas no viven exclusivamente por la vitamina C y es posible estar deprimido por carecer de otros nutrientes diferentes. El cinc, por ejemplo, es uno de estos elementos esenciales. Se trata de un elemento envuelto en por lo menos 100 sistemas enzimáticos en el cerebro, lo que indica su importancia.

No menos importante es el agua, especialmente en la vejez, pues las células pierden la propiedad de retener líquidos. Las células de nuestra juventud tienen una proporción de agua dentro y fuera de la célula de 1.2 a 1. Hay más agua dentro de la célula que fuera. Cuando nosotros tenemos 60 años, la proporción es 0.8 a 1 y eso a pesar de que bebamos agua suficiente. El reflejo de la sed no nos va a ayudar a regularnos, así que hay que beber más de lo que aparentemente necesitamos.

La mayoría de las personas no aprecian que la comida tiene algo que ver con su estado depresivo, por lo que en lugar de cambiar su dieta acuden al psiquiatra.

El sistema endocrino, en especial la glándula tiroides, regula el estado emocional, lo mismo que los niveles de testosterona, y ambas pueden mejorarse con el aporte de ciertos aminoácidos esenciales, como la tirosina y arginina.

AGRESIVIDAD

El síndrome conductual agresivo está caracterizado por inquietud, irritabilidad, impulsividad y propensión a la violencia. Este síndrome tiene rasgos comunes con el Déficit de Atención, la Hiperactividad, y el Desorden de Personalidad Antisocial.

En todas estas patologías se reconocen la importancia de los factores genéticos y sociales, pero nada sobre los desórdenes o carencias alimentarias. Los factores nutritivos no son considerados por varias razones. Los médicos aprenden muy poco sobre medicina nutritiva durante su paso por la facultad y apenas hacen mención de ello en sus prácticas. Generalmente se cree que la desnutrición es rara en las sociedades industrializadas, aunque se admite que al menos un 50% de la población no ingieren los suficientes nutrientes.

Con respecto a los síndromes conductuales, no se consideran que los factores nutritivos puedan influir negativamente. Sabemos que esta conclusión es falsa, ya que el deterioro neuropsicológico está presente en numerosas carencias nutritivas, y de esto se posee amplísima documentación fiable.

Se conocen deficiencias de vitaminas asociadas con la irritabilidad. Éstas incluyen la niacina, vitamina B1, ácido pantoténico y vitamina C. En las sociedades industrializadas las enfermedades por avitaminosis clásicas son raras, aunque las pequeñas carencias debidas al mal procesamiento de los alimentos o trastornos en su absorción, son bastante comunes. Es más, en los experimentos en laboratorios los cambios conductuales adversos preceden a las deficiencias vitamínicas.

No es frecuente asociar las conductas agresivas con la carencia de vitaminas, pero una revista norteamericana sobre nutrición publicó un artículo en el cual se hablaba de un experimento realizado en 20 voluntarios aficionados a la "comida basura", en los cuales se encontraron deficiencias de vitamina B1 asociada a un temperamento muy irritable, agresivo y sensible a la crítica. La adición de un suplemento esta vitamina, mejoró su conducta.

TRIPTÓFANO

El triptófano es un aminoácido neurotransmisor, el cual juega un papel importante en la modulación de la agresividad. Se han mostrado que las conductas impulsivas, violentas y suicidas repetidas están asociadas con una reducción en la ingesta de este aminoácido.

El triptófano, un aminoácido esencial, es el precursor dietético de la serotonina, y varias investigaciones han sugerido que la cantidad de triptófano en la dieta está relacionada estrechamente con conductas agresivas.

El triptófano debe competir con otros aminoácidos para cruzar la barrera hemato- encefálica; por consiguiente la proporción de triptófano no depende solamente de su ingesta, sino del resto.

211

Un estudio calculó la proporción de triptófano dietético en 18 países europeos, intentando relacionarlo con delincuentes homicidas. Aunque no se encontró inicialmente ninguna correlación entre la cantidad de triptófano y los homicidios, estudios posteriores realizados en diferentes grupos sociales y culturales encontraron que las deficiencias de triptófano sí estaban asociadas.

Un método más directo para examinar la relación entre la proporción de triptófano y la tendencia agresiva, consistió en medir la proporción real en el plasma sanguíneo. Cuando se evaluó a un grupo de alcohólicos deprimidos, aquéllos con una historia de agresiones, incluso con tentativas de suicidio, también tenían el triptófano más bajo de lo normal. La idea era que si una proporción baja de triptófano al tener que competir con otros aminoácidos está asociada con conductas agresivas, la adición de un suplemento de triptófano quizá podría reducir esa conducta. Para ello el triptófano dietético se utilizó en grupos sociales diversos proporcionándoles mezclas de aminoácidos libres de triptófano, nutritivamente equilibradas, o excesivamente altas en triptófano. Durante la actividad social y laboral habitual, el único efecto de estas mezclas diferentes es que aumentó la agresión en los varones cuando la dieta no contenía triptófano en cantidades significativas. Cuando se suplementó la dieta con altas cantidades de triptófano, la agresión se redujo. Estos datos sugieren que la adición de un suplemento de triptófano puede ser muy eficaz para reducir la tendencia agresiva durante tiempos de tensión.

Cuando se emplearon los suplementos de triptófano en pacientes hospitalizados por esquizofrenia, los más agresivos mejoraron disminuyendo su hostilidad y depresión. En otro estudio sobre veinte pacientes agresivos, se utilizaron 6 gramos de triptófano al día durante un mes, y solamente uno de ellos no mejoró. Sin embargo, en personas psicológicamente sanas los niveles de triptófano no parecen modificar su comportamiento agresivo.

El resumen de esto es que el síndrome conductual agresivo puede prevenirse y mejorarse mediante suplementos nutritivos. Los estudios epidemiológicos han encontrado una asociación entre las conductas agresivas y deficiencias de varios nutrientes esenciales: niacina, ácido pantoténico, tiamina, vitamina B6, C, hierro, magnesio y triptófano. Los suplementos de estos elementos siempre han demostrado que son beneficiosos.

LITIO

Un caso aparte es el litio, el cual parece ser eficaz en dosis altas para el tratamiento de la agresividad, pero que en dosis pequeñas y continuadas el efecto es negativo. Es más, incluso la ingestión de litio que se obtiene del agua de bebida, aumenta la agresividad. Quizá se deba a su procedencia inorgánica, ya que administrado en forma orgánica (levaduras en especial), parece ser eficaz en el tratamiento de la depresión bipolar.

También hay evidencias de que las conductas agresivas pueden ser promovidas por los efectos tóxicos de aluminio, cadmio y arsénico. Las exposiciones a estos elementos deben evitarse; se desconoce si los tratamientos mediante minerales quelados producen efectos distintos.

La hipoglucemia reactiva suele ser más común entre las personas que muestran el síndrome conductual agresivo y, en un estudio abierto, al reducir el consumo de azúcar refinado se comprobó una reducción en la conducta antisocial.

INFLUENCIA DE OTROS NUTRIENTES

Hierro

La deficiencia nutritiva más común en las sociedades industrializadas, 10% de varones americanos y 3% de hembras americanas, es la del hierro, la cual parece alterar las funciones cerebrales. La dopamina es un neurotransmisor, y el hierro aparece siempre ligado a él, habiéndose demostrado que esa deficiencia de hierro puede causar déficit de aprendizaje y deterioro conductual al disminuir o quedar bloqueada la dopamina. El hierro, además, también se necesita como un co-factor para enzimas que no sólo metabolizan la dopamina, sino también para la serotonina y norepinefrina que también tienen una influencia potente en la conducta.

La evidencia está demostrando que esa deficiencia de hierro puede ser un contribuyente importante en el síndrome conductual agresivo. Entre los varones juveniles, la deficiencia férrica se ha mostrado está asociada directamente con la conducta agresiva (Desorden de la Conducta). Es más, en una población de adolescentes encarcelados, el predominio de deficiencia férrica era casi dos veces superior al encontrado en los jóvenes no encarcelados.

Metales pesados

Los metales pesados (mercurio, plomo, cadmio, arsénico, aluminio…) presentes en sangre pueden promover conductas agresivas, antisociales y violentas, tal y como se ha comprobado en los delincuentes juveniles. En un estudio realizado en Edimburgo con 500 niños entre 6 y 9 años, se encontró una relación significativa entre la presencia de estos metales y la evaluación que habían tenido como agresivos, hiperactivos y neuróticos. En otro grupo de delincuentes mayores de edad, efectuado durante 8 años, se encontraron los mismos resultados, aunque en esta ocasión bastaron las pruebas efectuadas en el pelo.

Algo similar ocurrió durante unos estudios realizados en el ejército con 40 reclutas aparentemente normales, pero que acusaban una gran cantidad de castigos y deserciones. Todos ellos tenían igualmente niveles altos de metales pesados en su pelo. Es más, tres reclutas que tenían el cadmio más alto que los demás demostraron serios problemas de conducta. El aluminio también ocasionaba problemas agresivos, encontrándose que en 32 delincuentes juveniles con rasgos psicópatas, 22 de ellos tenían niveles altos de aluminio.

Litio

También hay evidencias sobre el litio y su aplicación en psiquiatría, aunque no disponemos todavía de mucha información en la reducción de las conductas agresivas anormales que incluyen la auto-mutilación. El Litio se ha usado con éxito con niños hospitalizados bajo el diagnóstico de Desorden de la Conducta empleando 900.000 microgramos o más diariamente, lo que nos parece una exageración dados los efectos secundarios tan importantes que tiene a esas dosis. Es posible que el litio pueda ejercer un efecto poderoso en las conductas agresivas ligadas a desnutrición, y los datos efectuados en 27 condados demostraron que las incidencias de suicidio, homicidio y violación eran significativamente superiores en aquellos lugares en donde el agua potable contenían poca o ninguna cantidad de litio. También se le asoció con la incidencia de robo, posesión de opio, cocaína y sus derivados. Sólo las incidencias de arrestos por la posesión de marihuana, conducir bajo la influencia de alcohol, y la embriaguez, no estaba relacionada con los bajos niveles de litio en el agua potable.

Mientras que el efecto de la adición de un suplemento de litio a bajas dosis en las conductas agresivas no está suficientemente valorado, los resultados de un estudio sugieren que el litio presente en las verduras o la levadura de cerveza puede tener un efecto poderoso en el estado mental y la conducta. Se trataron trece pacientes deprimidos con desorden bipolar con litio natural derivado de la verdura y todos mejoraron en aproximadamente diez días y no hubo efectos adversos. Después de seis semanas, suprimieron el litio y todos retrocedieron a su estado depresivo anterior en tres días. Dos días después de que el litio fuera consumido de nuevo, las depresiones remitieron.

Si asumimos que una persona consume aproximadamente un litro de agua diariamente de los suministros municipales, nos encontramos con que esa cantidad es muy inferior a la que le podrían proporcionar el litio asimilado en levadura y verduras. La dosificación del litio natural (150 microgramos al día) es similar a la que se obtiene bebiendo un litro de agua, pero sus efectos son muy diferentes.

Magnesio

Estudios en roedores sugieren que el magnesio tiene una relación compleja con las conductas agresivas. La deficiencia del magnesio reduce la conducta agresiva, pero los niveles muy altos tienen el efecto opuesto.

En los humanos, la deficiencia de magnesio aumenta la secreción de catecolamina y la sensibilidad para promover conducta agresiva. Las catecolaminas aumentadas, a su vez, inducen las pérdidas de magnesio intracelular y más adelante pérdidas urinarias aumentadas de magnesio. Se ha sugerido que cierto tipo de conducta que es asociado con la tensión crónica y la conducta agresiva, pueden estar causados por deficiencia de magnesio. Se ha demostrado también una correlación entre las tentativas de suicidio con bajos niveles de magnesio en el fluido cerebroespinal.

Manganeso

El manganeso es un oligomineral esencial. La intoxicación por sobredosis produce la locura del manganeso que puede manifestarse inicialmente por violencia, hechos delictivos y un estado de excitación mental; el deterioro posterior afecta al sistema neurológico, con signos y síntomas que se parecen a la enfermedad de Parkinson.

No se han descrito los efectos conductuales por la toxicidad del manganeso. Recientemente, Gottschalk y sus socios encontraron cantidades muy altas de manganeso en una población de delincuentes masculinos violentos, sugiriendo que la toxicidad del manganeso puede estar asociada con la conducta delictiva violenta. Analizando los niveles de manganeso del pelo, se observó que las personas expuestas a niveles de polución de manganeso muy altos tenían un comportamiento altamente agresivo.

También se han asociado los niveles altos de manganeso en niños hiperactivos, y en hombres con una historia de hiperactividad en su niñez que degeneró en conducta antisocial y uso de drogas.

Vitamina B12

La carencia de cianocobalamina (vitamina B12), conlleva a enfermedad mental así como a otras manifestaciones físicas como la anemia. La anemia puede controlarse mediante el ácido fólico, pero la enfermedad mental y el daño neurológico no responden. Una concentración muy baja de cianocobalamina en sangre suele ir unida a un gran porcentaje de pacientes con enfermedades mentales. Según un estudio realizado en 396 pacientes, 61 de ellos tenían niveles bajos de vitamina B12, menos de 150 pg por ml (lo normal es 150 a 1,300 pg. por ml). Otros investigadores han informado de resultados similares y han sugerido que una concentración baja de vitamina B12 puede causar enfermedades mentales. Además, las enfermedades mentales pueden acompañar algunas enfermedades genéticas, que sólo puede controlarse logrando una concentración es suero de cianocobalamina mayor que la normal.

Ácido nicotínico

El ácido nicotínico en la dosificación de 3000 mg por día, puede prevenir y neutralizar el efecto inducido por la administración combinada de un inhibidor de la monoaminooxidasa (tranilcipromina) y la metionina. De hecho, los pesos moleculares del ácido nicotínico y la metionina (un donador de metilo) es casi el mismo, 123 y 149, respectivamente. Aunque se han probado otras vitaminas hidrosolubles para la esquizofrenia, el uso de la niacina siempre ha sido la piedra angular de la teoría y práctica de los defensores de las megavitaminas. Ahora mismo, los principios de ética médicas les impiden a los psiquiatras emplear las terapias ortomoleculares y solamente se realizan pruebas personales. No hay ningún estudio controlado a gran escala. Es más, si pregunta por el uso de esta terapia le dirán que no está comprobada científicamente su valor, lo que quiere decir que desconocen su eficacia. Con el tiempo, lo que parece admitido por todos es que los tratamientos con niacina en casos de esquizofrenia tiene más eficacia que los placebos, lo que debería ser suficiente para mayores investigaciones. Si tenemos en cuenta que con frecuencia el efecto placebo es superior o igual a la mejor de las terapias, comparar ambas terapias nos daría datos de sumo interés.

ÍNDICE

Otros títulos:

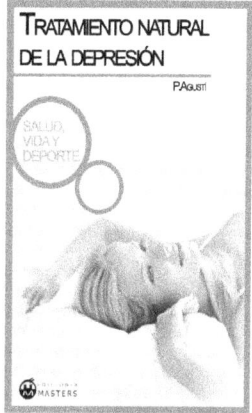

TRATAMIENTO NATURAL DE LA DEPRESIÓN

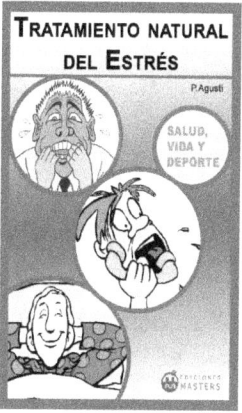

TRATAMIENTO NATURAL DEL ESTRÉS

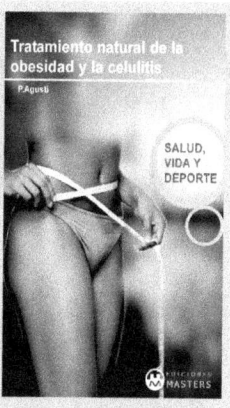

TRATAMIENTO NATURAL DE LA OBESIDAD Y LA CELULITIS

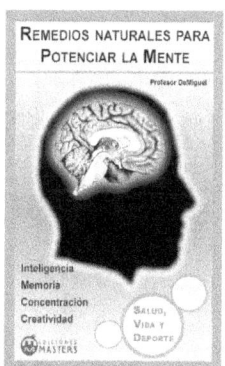

REMEDIOS NATURALES PARA POTENCIAR LA MENTE

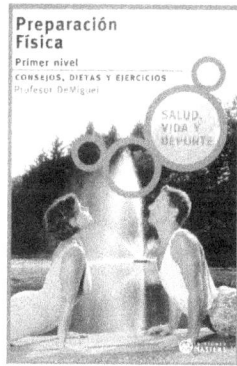

PREPARACIÓN FÍSICA Primer Nivel

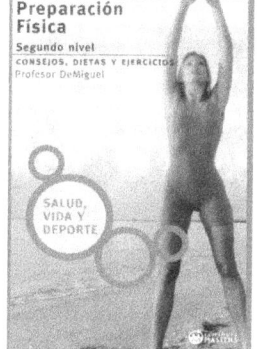

PREPARACIÓN FÍSICA Segundo nivel

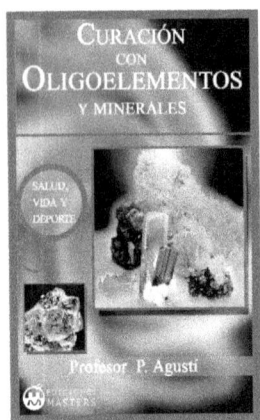

**¡HE PEDIDO
EL DIVORCIO!**
Guía para varones
desesperados

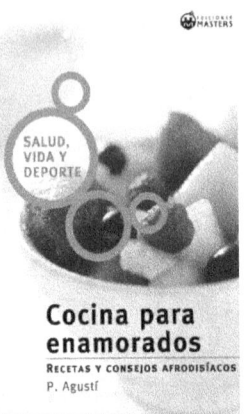

**COCINA
PARA ENAMORADOS**

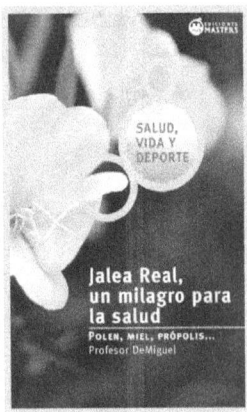

JALEA REAL
miel, própolis, polen y
ceras

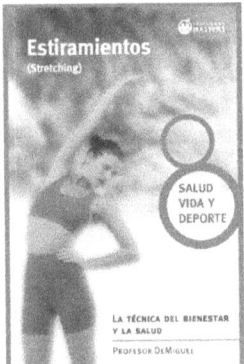

ESTIRAMIENTOS
(Stretching)

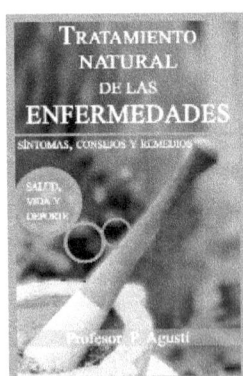

**TRATAMIENTO
NATURAL DE LAS
ENFERMEDADES**

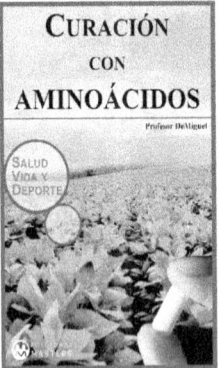

**COCINA SALUDABLE
Y SABROSA
PARA NIÑOS**

www.ingramcontent.com/pod-product-compliance
Lightning Source LLC
Chambersburg PA
CBHW070856290526
45795CB00001B/142